『十三五』国家重点图书出版规划项目

中国针灸大成

Zhongguo Zhenjiu Dacheng

临证卷

Linzhengjuan

Compendium of
Chinese
Acupuncture
and Moxibustion

针灸捷径
明刊本

针灸则
日本明和四年刻本

总主编／石学敏　执行主编／王旭东　陈丽云　梁尚华

湖南科学技术出版社

序

　　岁在庚子，瘟疫横行，年末将近，拙著初成。新冠疫情，日渐偃伏，国既昌泰，民亦心安。天晴日朗，朋辈相聚酒酣；笑逐颜开，握手道故纵谈。谈古论今，喜看中医盛况；数典读书，深爱针灸文献。针矣砭矣，历史班班可考；炳焉熺焉，成就历历在目。针灸之术，盖吾一生足迹之所跬步蹒跚；集成先贤，乃吾多年夙愿之所魂牵梦绕。湖南科学技术出版社，欲集历代针灸文献于一编，甚合我意，大快我心。吾素好书，老而弥笃，幸喜年将老而体未衰，又得旭东教授鼎力相助，陈丽云、梁尚华诸君共同协力，《大成》之作，蒐材博远，体例创新，备而不烦，详而有体。历代针灸著述，美不胜收；各种理论技法，宛在心目。吾深知翰墨之苦，寻书之难；珍本善本，岂能易得？尤其影校对峙，瑕疵不容，若无奉献精神，哪能至此？吾忝列榜首，只是出谋划策；出版社与诸同道，方为编书栋梁。夫万种医书，内外妇儿皆有；针灸虽小，亦医学宝库一脉。《针经》之《问难》，《甲乙》之《明堂》，皇甫谧、王惟一，《标幽赋》《玉龙经》，书集一百零九种，论、图、歌、文，连类而相继。文献详备，版亦珍奇，法国朝鲜，日本越南，宋版元刻，明清官坊，见善必求，虽远必访。虽专志我针灸，亦合之国策，活我古籍，壮我中华；弘扬国粹，继承发展。故见是书，已无憾。书适成，可以献国家而备采择，供专家而作查考，遗学子而为深耘。吾固知才疏学浅，难为针灸之不刊之梓，尚需方家润色斧削。盼师长悯我诚恳，实乃真心忧，非何求，赐我良教，点我迷津，开我愚钝，正我讹误，使是书趋善近美，助中医药学飞腾世界医学之巅，则善莫大矣！

中 国 工 程 院 院 士
国 医 大 师 石学敏
《中国针灸大成》总主编

重新认识针灸学

20 世纪初，笔者于欧洲巡医，某大赛前一日，一体育明星腰伤，四壮汉抬一担架，逶迤辗转，访遍当地名医，毫无起色。万般无奈之下，求针灸一试，作死马活马之想。笔者银针一枚，刺入人中，原本动则锥心、嗷嗷呼痛之世界冠军，当即挺立行走，喜极而泣。随行记者瞠目结舌，医疗团队大惊失色——在西方医生的知识储备里，穷尽所有聪明才智，也想不出鼻唇沟和腰部有什么关系，"结构决定功能"的"真理"被人中沟上的一根银针击碎了！

这在中医行业内最平常的针灸技术，却被欧洲人看成"神操作"，恰恰展示了中国传统医学引以为豪的价值观："立象尽意"。以人类的智慧发现外象与内象的联系，以功能（疗效）作为理论的本源。笔者以为，这是针灸学在诊治疾病之外，对于人类认知世界的重大贡献。亦即：针灸学远远不只是诊疗疾病，更是人类发现世界真理的另一个重要途径。

2018 年 3 月 28 日，*Science Reports* 杂志发表一篇科学报告，证明了笔者上述观点。国内外媒体宣称美国科学家发现了人体内一个未知的器官，而且是人体中面积最大的一个器官。这一发现能够显著地提高现有医学对癌症以及其他诸多疾病的认知。而这一器官体内的密集结缔组织，实际上是充满流体的间质（interstitium）网络，并发挥着"减震器"的作用。科学家首次建议将该间质组织归为一个完整的器官。也就是说它拥有独立的生理作用和构成部分，并执行着特殊任务，如人体中的心脏、肝脏一样。

基于上述发现是对人体普遍联系方式的一种描述，所以研究中医的学者认为经络就是这样一种结构。人体的十四经脉主要是由组织间隙组成，上连神经和血管，下接局部细胞，直接关系着细胞的生死存亡。经络与间质组织一样无处不在，所有细胞都浸润在组织液中，整体的普遍联系就是通过连续在全身的"水"来实现的。事实上，中药就是疏通经络来治病的，这与西药用直接杀死病变细胞的药理有着根本的不同。可以这样说，证明了经络的存在，也就间接证明了中药药理的科学性，可以理解为什么癌症在侵袭某些人体部位后更容易蔓延。

穷神极变出针砭 万壑春云一冰台
——代前言

笔者认为，中医学者对美国科学家的发现进行相似性印证，或许不那么贴切和完全对应，但是，从整体观念而言，这种发现无疑是西方医学的进步。这也佐证了针灸学知识领域内，古老而晦涩的语言文字里，隐含着朦胧而内涵深远的知识，有待我们深入挖掘研究。

应用现有的科学认知来评价针灸的科学性，我们已经吃尽苦头。"经络研究"进行了几十年，花费无数人力、物力、财力，最终却是一无所获。因为这些研究一直是以西方科学的知识结构、价值观和思维方式来检验古代的成果，犯了本质的错误。"人中"和腰椎、腰肌的关系，任何现代医学知识都是无法证实的，但是我们却硬要在实验室寻找物质基础和有形的联系，终究是没有结果的。古代针刺合谷催产，谁能找到合谷和子宫的关联？若是我们以针灸学的认知为线索，将会获得无数新启示，能找到人中与腰部的联系通道的人，获得诺贝尔生理学或医学奖将是一件很容易的事。因此，包括中医药学界的学者专家，并未能完全认识到针灸学术的深邃和伟大。我们欠针灸学术一个客观的评价。

不过，尽管科学在不断证实着针灸学的伟大和深奥，但是，在中国传统医学的版图上，无论是古代还是现代，针灸学术的地位，一直处于从属、次要的地位。笔者只有在外国才从事针灸工作，回到中国境内，便重归诊脉开方之途。其中种种隐曲不便展开，但业内视针灸为带有劳作性质的小科的潜意识，却是业内真实的存在。

再以现存古籍为例，现代中医古籍目录学著作如《中国中医古籍总目》《中医图书联合目录》，收录古籍都在万种以上，但1911年以前的针灸类著作数量却不到200种。郭霭春先生、黄龙祥先生等针灸文献学家都做过类似的统计，如郭先生《现存针灸医籍》129种，黄先生《针灸名著集成》180种（含日本所藏）。且大多是转抄、辑录、类编、汇编、节抄之类，学术含量较高的也就30多种。

如今，"中医走向世界"已成为业内的共识，但是，准确的说法应该是"针灸走向世界"，遍布欧美、东南亚，乃至非洲、大洋洲的"TCM"，其实都是针灸诊所。由于用药受到种种限制，中药方剂至今未被世界各国广泛接受。中医对世界人民的贡献，针灸至少占90%以上。因此，全方位审视针灸学的历史地位和医学价值，是中医界必须要做的工作。

此次湖南科学技术出版社策划，针灸学大师石学敏院士领衔，收集现存针灸古籍，编纂一套集成性的针灸文献丛书，为医学界提供相对系统的原生态古典针灸文献，虽然达不到集大成的要求，但至少能满足针灸学者们从事文献研究时看到古原貌的愿望，以历史真实的遗存来实现针灸文献的权威性。

历尽坎坷的针灸发展史

从针灸文献的数量和质量上，可以看出针灸学术的地位。其实轻慢针灸技术，这不是现代才有的问题，历史上也曾多次发生类似问题。有高潮也有低谷。

针灸学术最辉煌的时期，莫过于历史的两头：即中医学知识体系的形成阶段和20世纪美国总统尼克松访华至今。

一、高光时刻：春秋战国至两汉

春秋战国到西汉时期，是中医学初步成形的时期，药物和药剂的应用还没有成熟，对药物的不良反应的认识也不充分，因此，药物的使用受到极大的限制，即便是医学经典著作，《黄帝内经》中也只有13首方剂。而此时的针灸技术相对成熟得多，《灵枢》中针灸理论和技术的内容竟多达4/5，文献记载当时针灸主治的疾病几乎涉及人类的所有病种。从现有文献来看，这一时期应该是针灸技术最为辉煌的时期。

汉代，药物学知识日渐丰富，在《黄帝内经》理论指导下，药物配伍知识也得到长足的发展。东汉末年，医圣张仲景著成《伤寒杂病论》，完善了《黄帝内经》六经辨治理论，形成了外感热病诊疗体系。该书也是方剂药物运用比较纯熟的标志。仲景治疗疾病的主要方法是方药、针灸，属于针、药并重的态势。至于魏晋皇甫谧之《针灸甲乙经》，则是先秦两汉针灸学辉煌盛世的全面总结。

此后，方药的发展突飞猛进，势不可挡。诚如笔者在《中医方剂大辞典》第2版"感言"中所述："《录验方》《范汪方》《删繁方》《小品方》，追随道家气质；《僧深方》《波罗门》《耆婆药》《经心录》，兼修佛学思想……《抱朴子》《肘后方》，为长寿学先导，传急救学仙方。《肘后备急》，成就诺奖；《巢氏病源》，医道大全。《食经》《产经》《素女经》，《崔公》《徐公》《廪丘公》，录诸医经验，载民间验方，百花齐放，蔚为大观……"方药学术，一片繁荣，逐渐成为治疗疾病的主流技术。到了唐代，孙思邈、王焘等人在强盛国力和社会文明的催促下，对方药治疗的盛况进行了总结，《千金要方》《外台秘要》等大型方书是方药技术成为医学主流的写照。

二、初受重创：中唐以降

方药兴起，一段时间内与针灸并驾齐驱，针灸技术在初唐时期还在学术界具有一定地位。杨上善整理《黄帝明堂经》，著《黄帝内经太素》，孙思邈推崇针灸，《千金要方》《外台秘要》中也载录了不少针灸学著作，但都是沿袭前人，未见新作。不仅没有创新，而且出现了对针灸非常不利的信号：王焘在《外台秘要》卷三十九中对针刺治病提出了质疑，贬低针刺的疗效，"汤药攻其内，以灸攻其外，则病无所逃。知火艾之功，过半于汤药矣。其针法，古来以为深奥，今人卒不可解。经云：针能杀生人，不能起死人。若欲录之，恐伤性命。今并不录《针经》，唯取灸法"。这里，王焘大肆鼓吹艾灸，严重质疑针刺，明确提出：我的《外台秘要》只收《黄帝明堂经》，不收《针经》，因为针刺会死人！《外台秘要》这样一部权威著作，竟然提出这样的观点，对社会的负面影响可想而知！以至于中唐之后很长一段时间内，社会上只见艾灸，少见针刺，针灸学文献只有灸学著作而无针灸之书。这种现象甚至波及日本，当时的唐朝，在日本人心目中可是神圣般的国度，唐风所及，日本的灸疗蔚然成风。

三、再度辉煌：两宋金元

宋代确是中国历史上文化最为繁荣的时代，人文科技在政府的高度重视下得到全面发展。笔者认为，北宋医学最醒目的成就，除了世人熟知的校正医书局对中医古籍的保存和整理之外，王惟一铸针灸铜人，宋徽宗撰《圣济经》，成为三项标志性的成果。

其一，宋代官方设立校正医书局，宋以前所有医学著作得到收集整理，其中包括《针灸甲乙经》等珍贵针灸著作。同时，政府组织纂修的大型综合性医学著作《太平圣惠方》《圣济总录》等，也保留了大量珍贵针灸典籍。

其二，北宋太医院医官王惟一在官方支持下，设计并主持铸造针灸铜人孔穴模型两具，撰《铜人腧穴针灸图经》与之呼应。该书与铜人模具完成了对宋以前针灸理论及临床技术的全面总结，对我国针灸学的发展具有深远而重大的影响。

其三，宋徽宗亲自撰述《圣济经》，将儒家思想、伦理秩序全面注入医学知识体系，促进整体思想和辨证论治法则在中医学理论和临床运用等全方位的贯彻运用。在中国五千年历史中，除了《黄帝内经》托黄帝之名外，这是唯一由帝王亲自撰稿的医学书籍。

宋代是中国历史上商品经济、文化教育、科学创新高度繁荣的时代。陈寅恪言："华夏民族之文化，历数千载之演进，造极于赵宋之世。"民间的富庶与社会经济的繁荣实远超盛唐。虽然重文轻武的治国方略导致外族侵略而亡国，但是这个历史时期为人类文明创造了无数辉煌而不朽的文化遗产，其中就包括针灸技术的中兴。

两宋时期，针灸学术的传承和发展是多方位的，不仅有针灸铜人之创新，更有《太平圣惠方》《圣济总录》之存古，更有《针灸资生经》之集大成。

时至金元，窦默（汉卿）在针灸领域独树一帜，成为针灸史上一位标志性人物。其所著《标幽赋》《通玄指要赋》等，完成了对针刺手法的系统总结，印证了《黄帝内经》对手法论述的正确性。并且采用歌赋的形式把幽冥隐晦、深奥难懂的针灸理论表达出来，文字精练，叙述准确，对后世医家影响很大。

由于金元时期针灸书散佚较多，虽然大多内容被明清针灸著作所引录，但终究不利于后世对这一历史时期针灸学成就的认知。就现有文献的学术水平来看，当时对针灸腧穴、刺灸法的研究程度，已经达到了历史最高水平，腧穴主治的内容都已定型，可以作为针灸临床的规范和标准，且高度成熟，一直影响到现在。

因此，可以毫不夸张地说，两宋金元时期是中国针灸从中兴走向成熟的时代，创造了针灸学术的又一个盛世景象。

四、惯性沿袭：明代

明代，开国皇帝朱元璋出身草莽，颇为亲民，对前朝文化兼收并蓄，故针灸术在窦汉卿的总结和普及下，成为解除战火之余灾病之得力手段，而在民间盛行。尤其在临床技艺、操作手法等方面越来越纯熟。

例如，明初泉石心在《金针赋》中提出了烧山火、透天凉等复式补泻手法，以及青龙摆尾、白虎摇头、苍龟探穴、赤凤迎源等飞经走气法。此后又有徐凤、高武等针灸名家闻名于世，并有著作传世。尤其是杨继洲、靳贤所撰《针灸大成》，是继《针灸甲乙经》《针灸资生经》以后又一集大成者，内容最为详尽，具有较高的学术价值和实用价值。该书被翻译成德文、日文等文字，在世界范围内受到推崇。

明代的针灸学术具有鲜明的特色，即临床较多，理论较少；文献辑录较多，理论创新较少。明代雕版印刷技术发达，书坊林立，针灸书得以广泛传播，但也因此造成了大量抄袭，或抄中有改，抄后改编，单项辑录，多项类编等以取巧、取利、窃名为目的的书籍。大部分存世针灸书都是抄来抄去。从文献的意义上来说，确实起到了存续及传播的作用，但是，就学术发展而言，却缺乏发皇古义之推演、融会新知之发挥。

五、惨遭废止：清代

时至清代，统治在政权稳固后，对中华传统文化的传承和践行，较之前朝有过之而无不及。针灸学术在清代前期尚可延续，乾隆年间的《医宗金鉴》集中医药学之大成，其间的《刺灸心法要诀》等内容，系统记录了古代针灸医学的主要内容，是对针灸学术的最后一次官方总结。道光二年（1882），皇帝发布禁令：废止针灸科。任锡庚《太医院志职掌》："针刺火灸，终非奉君之所宜，太医院针灸一科，着永远停止。"这一禁令，将针灸科、祝由科逐出医学门墙。此后，针灸的学术传承被拦腰斩断，伴随着"嘉道中衰"，针灸医生完全没有了社会地位，只是因为疗效和廉价，悄悄地转入民间。

从本书收录的文献来看，情况也确实如此，《医宗金鉴》之后，几乎没有像样的针灸类刻本传世，大多是手录之抄本、辑本、节本，再就是日本的各种传本。清晚期，针灸有再起之象，业界出现了公开出版物，但是，比起明代的普及，清代针灸学术几乎没有发展。针灸医生的社会地位彻底沦为下九流，难登大雅之堂，而正是这些民间针灸医生的存在，才使得传统针灸并没有完全失传。

六、现代复兴：近代以来

晚清至民国时期，针灸学开始复兴，民间的针灸医生崭露头角，医界的名家大力提倡，出版书籍，成立学校，开设专科，编写教材……各种针灸文献如雨后春笋，层出不穷。晚清以前数千年流传下来的针灸古籍只有100多种，而同治以后铅字排版、机器印刷迅速普及，仅几十年时间，到1949年新中国成立前的文献综述已达到400多种。

个人以为，晚清以后的针灸复兴，与西学东渐的时代潮流密切相关，当西方的解剖学、生理学理论，临床诊断、外科手术之类的技术成为社会常态时，针灸操作暴露身体就完全不值一提。加之针灸学术的历史积淀和现实疗效，更因为其简便实用和价格优势，自然成为中西医学家青睐的治疗技术。

综上所述，针灸学术发展并非一帆风顺，而是多灾多难。这与使用药物的中医其他分支有很大区别。金代阎明广注何若愚《流注指微赋》言："古之治疾，特论针石，《素问》先论刺，后论脉；《难经》先论脉，后论刺。刺之与脉，不可偏废。昔之越人起死，华佗愈躄，非有神哉，皆此法也。离圣久远，后学难精，所以针之玄妙，罕闻于世。今时有疾，多求医命药，用针者寡矣。"反复强调前代的针药并用，夸耀名医针技之神奇，而后世的针灸越来越不景气，以至于患者只能"求医命药"，以药为主。其实，金代的针灸学术氛围并不消沉，还是个不错的历史时期，阎明广尚且如此慨叹，可见其他朝代更加严重。究其原因，不外乎以下三个方面。

医生：针灸的操作性很强，需要工匠精神和手工劳作。在中国古代文化传统的"重文轻技"的观念下，凡是能开方治病的，当然不愿动手劳作。俗语"君子动口不动手"就是这种观念的世俗化表述。除了出自民间，且为了提高疗效的大医之外，大多数医生多少是有这样的想法。南宋王执中在《针灸资生经》卷二中言："世所谓医者，则但知有药而已，针灸则未尝过而问焉。人或诘之，则曰是外科也，业贵精不贵杂也。否则曰富贵之家，未必肯针灸也。皆自文其过尔。""自文其过"，正是这种心态的真实写照。

患者：畏惧针灸是老百姓的普遍心理。《扁鹊心书·进医书表》："无如叔世衰离，只知耳食，性喜寒凉，畏恶针灸，稍一谈及，俱摇头咋舌，甘死不受。"说是社会上的人只知道道听途说，只要听说施用针灸，死都不肯。除了怕疼怕苦以外，不愿暴露身体，也是畏惧针灸的原因之一。

官府：道光皇帝废止针灸科，理由只有一个，"非奉君之所宜"。也就是中国传统文化中的"忠君""奉亲"，儒家理学强调"身体发肤，受之父母，不敢毁伤"，针要穿肤，灸要烂肉，这都有违圣人之道，对自己尚且如此，更不用说用这种技术来治疗"君""亲"之病。除了"不敢毁伤"外，"男不露脐，女不露皮"，暴露身体也是有违圣训的。所以，不惜用强制手段加以禁绝。

其实，无论是平民百姓，还是士者医官，乃至皇帝朝廷，轻视针灸的根本原因，都是根源于儒家伦理纲常。在"独尊儒术"之前，或者儒术不振之时，针灸术就会昌盛。春秋战国百花齐放，所以是针灸的高光时刻；北宋文化昌盛，包罗万象，儒学并未成为主宰，所以平等对待针灸学术；金元外族主政，儒学偃伏，刀兵之下，医学不继，自然推崇针灸。唯有南宋理学兴起，明代理学当道，孔孟之道统治社会，针灸学就会受到制约。这种情况在清代中期到了无以复加的地步，非禁绝不能平其意。

旧时代的伦理确实对针灸术的发展造成了一定的阻碍，但是正如本文标题所说，这是一门学问，是人类认识世界的丰硕成果，正如魏晋时期皇甫谧在《针灸甲乙经·序》中所总结的，"穷神极变，而针道生焉"。穷神极变并不是绞尽脑汁，而是在"内考五脏六腑，外综经络血气色候，参之天地，验之人物……"种种努力之后，方可达成。此类基于天地本质的生命活动，却不是人力所能阻挡。中国针灸，以其原生态的顽强，一直在延续中为人民服务。

200多年前，日本人平井庸信在《名家灸选大成》序言中，已经把药物、针刺、艾灸的适应范围说得很清楚了，对针灸在医学领域中的地位，也有中肯的评价："夫医斡旋造化，燮理阴阳，以赞天地之化育也。盖人之有生，惟天是命，而所以不得尽其命者，疾病职之由。圣人体天地好生之心，阐明斯道，设立斯职，使人得保终乎天年也，岂其医小道乎哉！其治病之法，则有导引、行气、膏摩、灸熨、刺焫、饮药之数者，而毒药攻其中，针、艾治其外，此三者乃其大者已。《内经》之所载，服饵仅一二，而灸者三四，针刺十居其七。盖上古之人，起居有常，寒暑知避，精神内守，虽有贼风虚邪，无能深入，是以惟治其外，病随已。自兹而降，风化愈薄，适情任欲，病多生于内，六淫亦易中也。故方剂盛行，而针灸若存若亡。然三者各有其用，针之所不宜，灸之所宜；灸之所不宜，药之所宜，岂可偏废乎？非针、艾宜于古，而不宜于今，抑不善用而不用也。在昔本邦针灸之传达备，然贵权豪富，或恶热，或恐疼，惟安甘药补汤，是以针灸之法，寖以陵迟。"而最后所述，是针灸之术在当时日本的态势。鉴于日本社会受伦理纲常的约束较少，所以针灸发展中除了患者畏痛外，实在要比中国简单得多，正因为如此，所以如今我们要跑到日本去寻访针灸古籍。

针灸文献概览

回望历史，中医药古籍琳琅满目，人们常以"汗牛充栋"来形容中医宝库之丰富，但是，针灸文献之数量，只能以凋零、寒酸来形容。如前所述，在现存一万多种中医古籍中，针灸学文献占比还不到百分之二。就本书收载的 109 种古籍而论，大致有以下几种类型。

一、最有价值的针灸文献

最有价值的针灸文献指原创，或原创性较高，对推进针灸学术发展作用巨大的著作，如《十一脉灸经》《针灸资生经》《灵枢》《针灸甲乙经》《十四经发挥》《黄帝明堂经》《铜人腧穴针灸图经》《针灸大成》等。

（一）《十一脉灸经》

《十一脉灸经》由马王堆出土帛书《足臂十一脉灸经》《阴阳十一脉灸经》组成，是我国现存最早的经络学和灸学专著，反映了汉代以前医学家对人体生理和疾病的认知状态，与后来发达的中医理论比较，《十一脉灸经》呈现的经脉形态非常原始，还没有形成上下纵横联络成网的经络系统，但是却可以明确看出其与后代经络学说之间的渊源关系，是针灸经络学的祖本，为了解《黄帝内经》成书前的经络形态提供了宝贵的资料。

（二）《黄帝明堂经》

《黄帝明堂经》又名《明堂》《明堂经》，约成书于西汉末至东汉初（公元前 138 年至公元 106 年），约在唐以后至宋之初即已亡佚。书虽不存，但却在中国针灸学历史上开创了一个完整的学术体系——腧穴学，是腧穴学乃至针灸学的开山鼻祖。

"明堂"，是上古黄帝居所，也是黄帝观测天象地形和举行重要政治经济文化活动的场所，具有中国文化源头的象征性意义，在远古先民心目中的地位极其崇高。随着文明的发展进步，学术日渐繁荣，人们发现了经络、腧穴，形成对人体生理功能的理性认知，建立了针灸学的基础理论：经络和腧穴。黄帝居于明堂，明堂建有十二官，黄帝每月轮流居住，与十二经循环相类。黄帝于明堂观察天地时令，又与腧穴流注的时令节律类似。基于明堂功用与经络、腧穴的基本特性的相似性，将记载经络、腧穴特性的书籍命名为《明堂经》。沿袭日久，不断演变，但"明堂"作为腧穴学代名词和腧穴学文献的象征符号，却被历史固定了下来。

《黄帝明堂经》的内容，是将汉以前医学著作中有关腧穴的所有知识，如穴位名称、部位、取穴方法、主治病症、刺法灸法等，加以归纳、梳理、分类、总结，形成了独立的、完整的知识体系。因此，该书是针灸学术发展的标志性成果，也是宋以前最权威的针灸学教科书和腧穴学行业标准。晋皇甫谧编撰综合性针灸著作《针灸甲乙经》，其中腧穴部分即多来源于该书。

盛唐时期，政府两次重修该书，形成了两个新的版本，一是甄权的《明堂图》，一是杨上善的《黄帝内经明堂》，又名《黄帝内经明堂类成》。后者较好地保留了《黄帝明堂经》三卷的内容。唐末以后，明堂类著作迅速凋零，几乎荡然无存，所幸本书曾随鉴真东渡时带至日本，然至唐景福年间（893年前后）亦仅残存一卷，内容为《明堂序》和第一卷全文。目前日本保存多个该残本的抄本，其中永仁抄本、永德抄本为较早期之抄本，藏于日本京都仁和寺，被日本政府定为"国宝"。清末国人黄以周到日本访书时，得永仁抄本，此书得以回归。本书影印校录了仁和寺的两个版本，这两个版本的书影在国内流传不广，故弥足珍贵。

（三）《针经》和《灵枢》

先秦至汉，我国先后流传过多种名为《针经》的著作，如《黄帝针经》九卷、《黄帝针灸经》十二卷、《针经并孔穴蛦蟆图》三卷、《杂针经》四卷、《针经》六卷、《偃侧杂针灸经》三卷、《涪翁针经》、《赤乌神针经》……这些著作现在都已经失传了，在现代中医人心目中，凡是说到《针经》，那一定是指《灵枢》。几乎所有的工具书都称《灵枢》为《针经》。如，今人读张仲景《伤寒论·序》"撰用《素问》《九卷》"，注《九卷》为《灵枢》；读孙思邈《千金要方·大医习业》"凡欲为大医，必须谙《甲乙》《素问》《黄帝针经》、明堂流注……"，注《黄帝针经》为《灵枢》……现今已是定规，固化为中医学的思维定式。

回望历史，这里存在一个难解的历史之谜：在现存历史文献中，《灵枢》作为书名，最早出现在王冰注《素问·三部九候论篇第二十》，此时已是中唐，此前再无痕迹。王冰在《素问》两处不同地方引用了同一段文字，一处称"《针经》曰"，另一处却称"《灵枢经》曰"，全元起《新校正》认为这是王冰的意思：《针经》即《灵枢》。北宋校正医书局则据此将《针经》《灵枢》认定为同一本书而名称不同，并大力推崇，到了南宋史崧编订，《灵枢》已与《素问》等同，登上中医经典的顶峰地位。

更加诡异的是，直到宋哲宗元祐八年（1093）高丽献《黄帝针经》，此前中国从未见到《灵枢》或者相同内容书名不同者。1027年王惟一奉敕修成《铜人腧穴针灸图经》，国家级的纂修而未见到的书，道理上说不过去。而高丽献书之后的《圣济总录》，也不认这部伟大的巅峰之作，"凡针灸腧穴，并根据《铜人经》及《黄帝三部针灸经》参定"。高丽献书后，《宋志》著录既有《黄帝灵枢经》九卷，也有《黄帝针经》九卷，恰好证明此前将《灵枢》《针经》视作同一著作是有疑问的。

后世史论著述和史家评述，均对《灵枢》存疑多多。如晁公武《读书志》、李濂《医史》以及周学海等，或认为是冒名之作，或认为是后人补缀，或认为即使存在其价值也不如《甲乙经》甚至《铜人经灸经》，而更多人则认为王冰以前即便有《灵枢》，也不能将其认作《黄帝针经》。亦有人认为是南宋史崧对《灵枢》进行了大量增改然后冒名顶替《针经》……

最典型的例证，莫过于历代文献学家均不重视《灵枢》。明代《针灸大成》卷一的《针道源流》可谓是针灸历史考源之作，其中对 28 种重要针灸著作进行了评述，唯独没有《灵枢》。只是在论述《铜人针灸图》三卷时，称该书穴位："比之《灵枢》本输、骨空等篇，颇亦繁杂也。"说明至少在明代针灸学家心目中，《灵枢》地位并不崇高。

以上存疑，尚需我中医学界深入研究。

（四）《针灸甲乙经》

《针灸甲乙经》成书于三国魏甘露元年（256）至晋太康三年（282）之间，是我国现存最早的针灸学经典著作。作者将前代《素问》《针经》《黄帝明堂经》等针灸经典中的文字汇辑类编，首次系统记载人体生理、经络、穴位、针灸法，以及临床应用，成为后世历代针灸著作的祖本。

（五）《铜人腧穴针灸图经》

《铜人腧穴针灸图经》可视为官修腧穴学，属针灸名著之一。

（六）《针灸资生经》

《针灸资生经》系综述性针灸临床著述，内容丰富，资料广博，且有腧穴考证和修正。

（七）《十四经发挥》

《十四经发挥》是经络学重要著作。

（八）《针灸大成》

《针灸大成》是明以前针灸著述之集大成者，也是我国针灸学术史上规模较大较全的重要著作。

二、保留已佚原创书的著作

唐《千金要方》《千金翼方》，保留了大量唐代以前已佚针灸书，如已佚之《甄权针经》，又如《小品方》所引《曹氏灸方》，原书、引书均亡（《小品方》仅剩抄本残卷），但书中内容被《千金要方》载录。尤其是《甄权针经》，作者为初唐针灸的大师级人物，临证实验非常丰富，该书即出自甄氏经验，强调刺法且描述明晰，穴位、刺法与主治精准对应，临床价值和学术价值都非常高。可惜早已亡佚，幸得孙思邈《千金翼方》记述了该书主要内容，这对宋以后针灸学术发展意义非常重大。

《外台秘要》保留了已佚崔知悌《骨蒸病灸方》。

《太平圣惠方》卷九十九保留了早已失传的《甄权针经》和已佚的隋唐间重要腧穴书内容，是宋王惟一《铜人腧穴针灸图经》乃至后世所有《针经》之祖本；卷一百则收录唐代失传之《明堂》，其中包括《岐伯明堂经》《扁鹊明堂经》《华佗明堂》《孙思邈明堂经》《秦承祖明堂》和已失传之北宋医官吴复珪《小儿明堂》，后世所有冠以《黄帝明堂灸经》的各种版本，均是从本书录出后冠名印行，故乃存世《明堂》之祖本。可知该两卷实际上是现存针灸典籍之源头。

《圣济总录》引述了已佚之《崔丞相灸劳法》《普济针灸经》。

《医学纲目》转录了大量金元亡佚的针灸书内容。如，完整保存了元代忽泰《金兰循经取穴图解》一书所附的全部四幅"明堂图"。

以上著作多是综合性医著，亦有针灸专门著作中存有失传古籍的，如《针灸集书》中的《小易赋》，可知前代在蒐集资料、保留遗作方面，建有卓越之功。

三、实用性著作

如前所述，针灸学在其发展过程中遭受颇多摧残，学术发展之路并不顺利，多处于民间实用层面，如《针经摘英》内容简要，言简意赅，是一本简易读本。《扁鹊神应针灸玉龙经》为针灸歌诀。《神应经》临床实用价值较大，颇似临床针灸手册。自明代以后直至晚清，针灸学文献多为循经取穴、临床应用、歌赋韵文等内容，基本上与《针灸大成》大同小异。如《针灸逢源》《针方六集》。另外，辑录、类编、抄录前代文献的著作较多，如《针灸聚英》《针灸节要》等。

再如《徐氏针灸大全》《杨敬斋针灸全书》《勉学堂针灸集成》等，虽然内容都是互相转抄，但是却起到了传播和普及针灸学术的作用。

四、值得研究的针灸文献

上述重要针灸文献都是需要后世深入研究的宝库，如前述《灵枢》的形成发展源流和真相。除此之外，还有一些貌似不重要，其实深藏内涵的文献。

《黄帝虾蟆经》，分9章，借"月中有兔与虾蟆"之古训，记述逐日、逐月、逐年、四时等不同阶段虾蟆和兔在月球上所处位置，与之相应，人体不同穴位、不同经络的血气分布亦不同，由此指出针灸禁刺、禁忌图解、补泻方式等与针灸推拿相关的基础知识。其中有较多费解之处，文字难读，术语生涩。虽列入针灸门类，但是与针灸临床的关系，尚需深入考证和研究。

《子午流注针经》，现代人认为子午流注属古代的时间医学、时间针灸学，但该书内容如何应用到临床，以及其客观评价，亦须深入研究。

《存真环中图》《尊生图要》《人体脏腑经穴图》等彩绘针灸图，可以从古代画师的角度，研究历史氛围下的古代身体观及相关文化。

关于灸学文献

本文标题有"万壑春云一冰台"之句，"冰台"，即艾草。《博物志》："削冰令圆，举而向日，以艾承其影则得火，故艾名冰台。"在相当长的一个历史阶段内，灸学在针灸领域内占据着统治地位。

现存最早的针灸文献《十一脉灸经》，便是以"灸"命名。有学者据此认为灸法早于针法。但这仅仅是灸法、针法两种医疗技术形成过程中的先后次序问题。待到针法成熟，与灸法并行，广泛运用于临床之后，针灸学术史上有过"崇灸、抑针"的历史现象，而此风至晋唐始盛：晋代《小品》，唐代《外台》，均大肆宣传"针能杀人"，贬针经，崇明堂，甚至以"明堂"作为艾灸疗法的专用定语。这一现象存续多年，历史上也留存有相当数量的灸学专著，或仅以"灸"

字命名的著作。最典型的就是《黄帝明堂灸经》，沿袭者如《西方子明堂灸经》，也有临床灸学如《备急灸法》，甚至单穴灸书，如《灸膏肓腧穴法》。此风东传，唐以后日本有专门的灸家和流派，灸学著作众多，如《名家灸选》《灸草考》《灸焫要览》等灸学专著。明清时期，也曾出现过艾灸流行的小高潮，出现了《采艾编》《采艾编翼》《神灸经纶》等著作。

其实，有识之士一直提倡多法并举，根据病人需要而采用不同疗法。约在公元前581年（鲁成公十年），《左传》记载医缓治晋侯疾，称"疾不可为也，在膏之上，肓之下，攻之不可，达之不及"，据杜预注，此处的"攻"即灸，"达"即针。《灵枢·官能》："针所不为，灸之所宜"。可见，一个全面的医生，应该针灸并重，各取所长。如果合理使用，效果很好，如《孟子·离娄·桀纣章》："今之欲王者，犹七年之病，求三年之艾。"

不过，文献记载中的艾灸，尽管有种种神奇疗效的宣传，但却和现代艾灸是完全不同的治疗方法。尽管现代针灸学著作上介绍艾灸有"直接灸""间接灸"两大类，但如今直接灸几乎绝迹，临床全都是温和舒适的间接灸。

古代多用直接灸、化脓灸，用大艾炷直接烧灼皮肤，结果是皮焦肉烂，感染化脓，然后等待灸疮结痂。灸学著作中还要告诫医患双方："灸不三分，是谓徒冤。"——烧得不到位，等于白白受罪。然而，此法无异于酷刑加身。为了减轻患者痛苦，古人只得麻醉患者，让他们服用曼陀罗花和火麻花制成的"睡圣散"，麻翻后再灸。

"睡圣散"之类的麻醉药只能减轻当时疼痛，灸后化脓成疮依旧难熬，因此，到了清代，终于有人加以变革，产生了"太乙神针"之法，此法类似于后世"间接灸"。这种创新，在崇古尊经的时代，容易遭受攻击，被指离经叛道，于是编造出种种神话故事，或称紫霞洞天之异人秘授，或称得之汉阴丛山之壁神授古方……都是时人假托古圣之名，标榜源远流长，以示正宗之惯用套路。尽管此法经过不断渲染，裹上神秘的面纱，但其本质却很简单：药艾条、间接灸而已。此类书籍有《太乙神针心法》《太乙神针》《太乙离火感应神针》等。

古代的直接灸（化脓灸）过于痛苦，现今已不再用，而是采用艾条、温针，更有为方便而设计出温灸器。即便用直接灸的方法，也不会让艾炷烧到皮肉，而是患者感觉热烫，即撤除正在燃烧的艾炷，另换一炷，生怕烫伤，有医院将烫伤起疱都要算作医疗事故。其实，古代的烧灼皮肉虽然痛苦，但真的能够治疗顽疾，诸如寒痹（风湿性关节炎、类风湿关节炎）、顽固性哮喘等，忍受一两次痛苦，可换取顽疾消除。如何取舍？我以为更应以患者意愿为主。

总之，古今艾灸文献中同样蕴含着无数值得探索的秘密，即便是温和的间接灸，也有无穷无尽的待解之谜。笔者常用艾灸治疗子宫内膜异位症所致顽固痛经，仅用足三里、三阴交两个穴位，较之西医的激素、止痛药更为有效，而现今流行的"冬病夏治"三伏药灸，防治"老寒腿""老寒喘""老寒泻"，更是另有玄机。

本书编纂概述

2016年，石学敏院士领衔，湖南科学技术出版社组织申报，《中国针灸大成》入选"十三五"国家重点图书出版规划项目，距今已有 5 年。笔者在石院士的坚强领导下，在三所院校数十位师生的大力协助下，为此书工作了整整 4 年。至此雏形初现之时，概述梗概，以志备考。

一、本书的体例和版式

石院士、出版社决定采用影印加校录的体例，颇有远见卓识。但凡古籍整理者，最忌讳的就是这种整理方式，因为读者不仅能看到现代简体汉字标点校录的现代文本和相关校注，更能看到古代珍贵版本的书影，只要整理者功力不足，出现任何错漏，读者立马可以通过对照原书书影而发现。上半部分的书影如同照妖镜，要求录写、断句、标点、校勘不能出一点错误。因此，这种出版形式，对校订者要求极高。出版物面世后，一定会招致方家吹毛求疵，因此具有一定的风险。然而，总主编和出版社明知如此，仍然采用影校对照形式，一是要以此体现本书整理者和出版社编校水平，二是从长远计，错误难免，但是可以通过未来的修订增减，终将成为各种针灸古籍的最佳版本。

二、本书的版本访求和呈现

为体现本书作者发皇针灸古籍的初心，对版本选择精益求精，千方百计获取珍本善本图书。这在当前一些藏书单位自矜珍秘、秘不示人，或者高价待沽、谋求私利的现状下，珍贵版本的访求难上加难。本书收录 109 种古籍书影，虽不能尽善尽美，但已经殚精竭虑，尽呈所能，半数以上都是行业内难以见到的古籍。将如此众多珍贵底本展示给读者，凸显了本书的特色。

学术研究到了一定水平，学者最大的心愿便是阅读原书，求索珍本。石院士、出版社倾尽心力，决心以版本取胜，凸显特色。特别是为了方便学者研究，对一些版本的选择独具匠心，如《针灸甲乙经》，校订者在拥有近 10 种版本的基础上，大胆选用明代蓝格抄本，就是为学界提供珍稀而不普及的资料。

此外，本书首次刊行面世的，有不少是最新发现的孤本或海外珍藏本，有些版本连《中国中医古籍总目》等目录学著作中都未曾收录。例如：

《铜人腧穴针灸图经》三卷，明正统八年（1443）刻本，该版本为明代早期刻本，仅存孤本，藏于法国国家图书馆。而国内现存最早版本为明代天启年间（1621 年后）三多斋刻本。

《神农皇帝真传针灸经》与《神农皇帝真传针灸图》合编，著者不详，成书于明代。此二书国内无传本，无著录，仅日本国立公文书馆内阁文库及京都大学图书馆各有一抄本，亦为本书访得。

《十四经穴歌》，未见著录，《中国中医古籍总目》等中医目录学著作亦无著录。本书收载底本为我国台湾图书馆所藏清代精抄本。

《针灸集书》，成书于明正德十年（1515）。书中"小易赋"则是已经失传的珍贵资料。卷下"经络起止腧穴交会图解"，以十四经为单位，介绍循行部位和所属腧穴。此与《针灸资生经》等前代针灸书以身体部位排列腧穴的方式有明显不同。本书国内仅存残本（明刻朝鲜刊本卷下）一册，足本仅有日本国立公文书馆藏江户时期抄本一部，故本书所收实际上就是孤本，弥足珍贵，亦为首发。

《十四经合参》，国内失传，《中医联合目录》《中国中医古籍总目》等目录学著作均未著录，现仅存抄本为当今孤本，藏于日本宫内厅书陵部。此次依照该本影印刊出。

《经络考略》，清抄孤本，《中医联合目录》《中国中医古籍总目》等目录学著作均无著录。原书有多处缺文、缺页、装订错误导致的错简，现均已据相关资料补出或乙正。

《节穴身镜》二卷，张星余撰。张氏生平里籍无考，书成何时亦无考。但该书第一篇序言作者为"娄东李继贞"，李氏乃明万历年间兵部侍郎兼右都御史，其余两篇序言亦多次提及"大中丞李公"，则此书必成于万历崇祯年间无疑。惜世无传承，现仅有孤抄本存世，抄年不详。本书首次整理出版。

《经穴指掌图》，湖南中医药大学图书馆藏有明崇祯十二年（1639）抄本残卷18页。现访得日本国立公文书馆内阁文库藏有明崇祯年华亭施衙峇斋藏板，属全帙。本书即以该版录出并点校刊印。

《凌门传授铜人指穴》未见文献著录，仅存抄本。本书首次点校。

《治病针法》是《医学统宗》之一种。《医学统宗》目前国内仅存残本一部。现访得日本京都大学图书馆藏明隆庆三年（1569）刊本，属全帙，今以此本出版。

《针灸法总要》，抄本，越南阮朝明命八年（1827）作品。藏越南国家图书馆。国内无著录，本书首次刊出。

《选针三要集》一卷，日本杉山和一著，约成书于日本明治二十年（1887）。国内仅有1937年东方针灸书局铅印本及《皇汉医学丛书》等排印本。今据富士川家藏本抄本影印。

《针灸捷径》两卷，约成书于明代正统至成化年间（1439—1487）。本书未见于我国古籍著录，亦未见藏本记载。书中有现存最早以病证为纲的针灸图谱，颇具临床价值，亦合乎书名"捷径"之称。此次刊印，以日本宫内厅藏明正德嘉靖间建阳刊本为底本，该藏本为海外孤本，有较高的针灸文献学价值。

《太平圣惠方·针灸》，本书采用宋代刻（配抄）本为底本，该版本极其珍贵，此次是该版本首次以印刷品形式面世。

以上所列书目，或首次面世，或版本宝贵，仅此一项，已无愧于学界，造福读者。

三、针灸文献的学术传承和素质养成

目前中医药领域西化严重，一切上升渠道都要凭借实验研究、临床研究，而文献整理挖掘研究的现状，只能用"惨不忍睹"来形容。俗语有"心不在马"之譬，原本形容不学无术之人，本书编纂之初，文献专业的研究生居然实证了这个俗语：交来的稿子中，所有的"焉"字全都录作"马"字！而且不是个别人！此情此景，看似搞笑，实则心酸。

通过4年多的工作，老师们不断审核，学生们不断修改，目前的书稿，至少在繁体字识读上，参与者的水平与4年前判若两人。实践出真知，实战锻炼人，本书编委会所有成员有共同体会：在当前的学术大环境下，此书并不能带来业绩，然而增长学问，养成素质，却是实验研

究和 SCI 论文中得不到的。

　　文献、文化研究的学术氛围，目前依然不是很景气。本书编纂一半之时，本人年届退休，因有重大项目在身，必须完成后方可离任，书记因此热情挽留，约谈返聘，然最终还是不了了之，其中因果未明。本书编纂也因此陷入困境。所幸上海中医药大学青睐，礼聘于我，在人力、物力上大力支持，梁尚华、陈丽云两位执行主编亲力亲为，彰显了一流大学重视人才的气度和心胸，也使得本书得以顺利完成。谨此向上海中医药大学致敬、致谢！

　　成稿之余，颇有感慨，现代人多称"医者仁心"，其实，仅仅靠"仁心"是当不好医生的。明代裴一中在《言医·序》中言："学不贯古今，识不通天人，才不近仙，心不近佛者，宁耕田织布取衣食耳，断不可作医以误世。"本书所收所有古籍，都可以让我们学贯古今，识通天人，有神仙之能，有慈悲之心，成为一名真正的医者。

上海中医药大学科技人文研究院教授

《中 国 针 灸 大 成》 执 行 主 编　　王旭东

2020 年 12 月 20 日

目录

明·不著撰人　奚飞飞　林怡冰　校订

明刊本

针灸捷径

　　《针灸捷径》两卷，撰者不详，约成书于明代正统至成化年间（1439—1487）。本书未见于我国古籍著录，亦未见藏本记载，据书中引用文献，最晚之书为《徐氏针灸大全》（1439），故成书年代应在《徐氏》之后。该书唯日本宫内厅书陵部藏有孤本，该藏本钤有明代藏书家何继冲（应璧）之印，而日本《御文库目录》记载，何氏藏书于日本承应三年（1652）已被收入红叶山文库。据此，该本属明刊本无疑。有学者考证，认为作者似为明代针灸学家杨敬斋，而本编所收《杨敬斋针灸全书》已被认为与本书有渊源关系。本书上卷记载禁针穴道、禁灸穴道、血忌、定发际法、同身寸法、针法秘旨及各部经穴；下卷则是针灸证治图谱，绘制治病穴法一百八十六图，是现存最早以病证为纲的针灸图谱，颇具临床价值，亦合乎书名"捷径"之称。此次刊印，以日本宫内厅藏明正德嘉靖间建阳刊本为底本，该藏本为海外孤本，颇具针灸文献学价值。

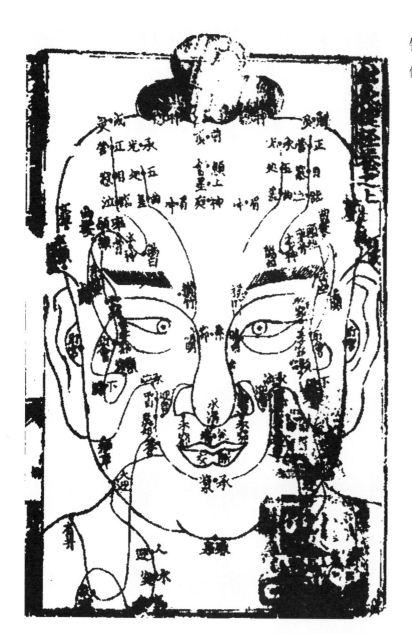

针灸捷径卷之上

仰面图（图见左）

伏面图（图见左）

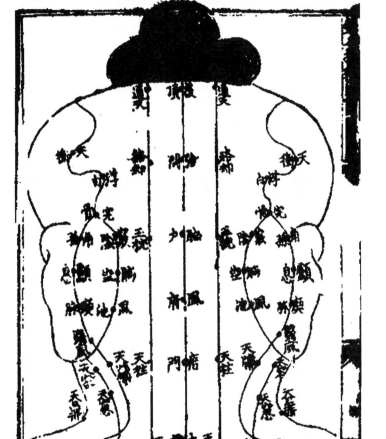

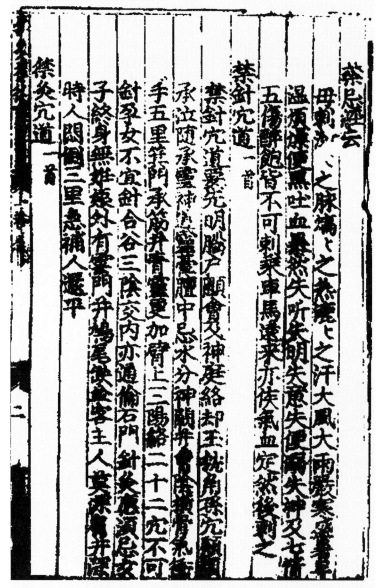

药忌

经云：毋刺浑浑[①]之脉，熇熇之热，漉漉之汗。大风大雨，严寒盛暑，早温烦燥，便黑吐血，暴然失听、失明、失意、失便溺、失神，及七情五伤，醉饱，皆不可刺。乘车马远来，亦候气血定，然后刺之。

禁针穴道一首

禁针穴道要先明，脑户囟会及神庭。
络却玉枕角孙穴，颅囟承泣随承灵。
神道灵台膻中忌，水分神阙并会阴。
横骨气冲手五里，箕门承筋并青灵。
更加臂上三阳络，二十二穴不可针。
孕女不宜针合谷，三阴交内亦通伦。
石门针灸应须忌，女子终身无妊娠。
外有云门并鸠尾，缺盆客主人莫深。
肩井深时人闷倒，三里急补人还平。

禁灸穴道一首

---

①浑浑：版蚀脱字。据《素问·疟论》补。

禁灸之穴四十五，承光哑门及风府。
天柱素髎临泣上，睛明攒竹迎香数。
禾髎颧髎系竹空，头维下关与脊中。
肩贞心俞白环俞，天牖人迎共乳中。
周荣渊腋并鸠尾，腹哀少商鱼际位。
经渠天府及中冲，阳关阳池地五会。
隐白漏谷阴陵泉，条口犊鼻兼阴市。
伏兔髀关委中穴，殷门申脉承扶忌。

血忌[1]一首

行针须明血忌，正丑三寅二未。
四申五卯六酉，七辰八戌九巳。
十亥十一月午，腊子更逢日闭。

定发际法

《明堂上经》云：如后发际亦有项脚，长者其毛直至骨头，亦有无项脚者，毛齐至天牖穴，即无毛根。如何取穴？答曰：其毛不可辄定，大约如此。若的的定中府，正相当即是，侧相去各二

---

①血忌：《针灸聚英》卷四作"血忌歌"，为七言歌诀，全文为"行针须要明血忌，正丑二寅三之未，四申五卯六酉宫，七辰八戌九居巳，十亥十一月午当，腊子更加逢日闭"。内容与本书略有出入，供参考。

寸，此为定穴。《下》云：两眉中直上三寸为发际，后大椎直上三寸为发际。

论同身寸法

《下经》云：岐伯以八分为一寸，缘人有长短肥瘠不同，取穴不准。扁鹊以手中指第一节为一寸，缘人有身长①手短、身短②手长，取穴亦不准。孙真人取大拇指节横纹为一寸，亦有差互。今取男左女右手中指第二节内庭两横纹相去为一寸，若屈指即旁取指，则中节上下两纹角，角相去远近为一寸，谓同身寸。自依此寸法与人着③灸疗，病多愈，今以为准。《铜人》亦曰：取中指内文为一寸。《素问》④云：同身寸是也。又多用绳度量，绳多出缩不准。今以薄竹片点量分寸，疗病准的。亦有蜡纸条量者，但薄篾易折，蜡纸亦粘手，取稻秆心量却易为，胜于用绳

---

① 身长：原倒作"长身"，据《针灸资生经》卷二乙转。
② 身短：原脱，据《针灸资生经》卷二补。
③ 着：底本版蚀，据《针灸资生经》卷二补。
④ 问：原作"同"，据《针灸资生经》卷二改。

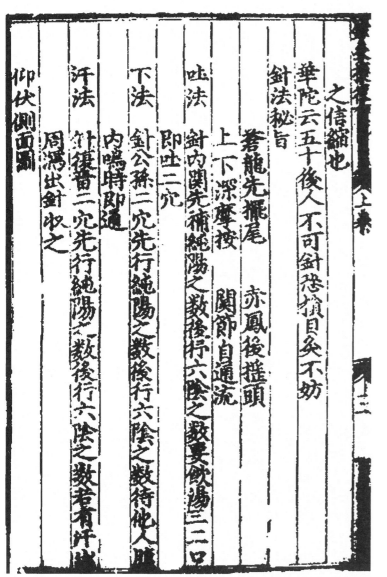

之信缩也。

华陀云：五十后人不可针，恐损目，灸不妨。

针法秘旨

苍龙先摆尾，赤凤后摇头。上下深摩按，关节自通流。

吐法：针内关，先补纯阳之数，后行六阴之数，要饮汤三二口即吐，二穴。

下法：针公孙二穴，先行纯阳之数，后行六阴之数，待他人腹内鸣时即通。

汗法：针复留二穴，先行纯阳之数，后行六阴之数，若有汗出周泻，出针收之。

仰伏侧面图[1]

---

①仰伏侧面图：此下并无图像，似脱简。

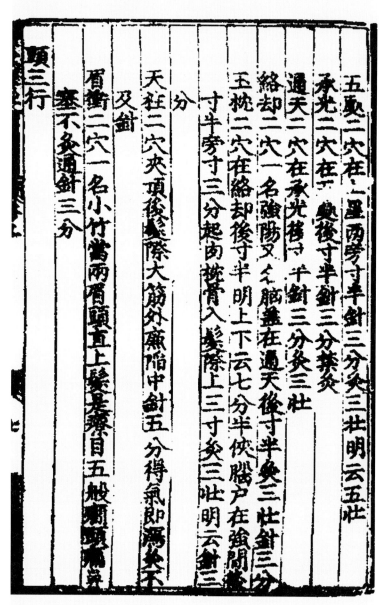

头二行[1]

曲差二穴[2]：在神庭两旁寸半。入发际。针三分。灸三壮。

五处二穴：在上星两寸半。针三分，灸三壮。《明》云：五壮。

承光二穴：在五处后寸半。针三分，禁灸。

通天二穴：在承光后寸半，针三分，灸三壮。

络却二穴：一名强阳，又名脑盖，在通天后寸半。灸三壮，针三分。

玉枕二穴：在络却后寸半。《明上下》云：七分半。侠脑户，在强间后寸半，旁寸三分，起肉枕骨入发际上三寸，灸三壮。《明》云：针三分。

天柱二穴：夹项后发际，大筋外廉陷中。针五分，得气即泻，灸不及针。

眉冲二穴：一名小竹，当两眉头直上发。是疗目，五般痫，头痛，鼻塞。不灸，通针三分。

头三行

---

①头二行：原无此题，据体例补。又，本书脱简、错简之处甚多，据体例并与《针灸资生经》比对，此上缺"头中行"十二穴，计有神庭、上星、囟会、前顶、百会、神聪、明堂、后顶、强间、脑户、风府、哑门。因篇幅较大，故不补入。此外，错简之处据体例乙正，不另出注。

②曲差二穴：此条原脱，据《针灸资生经》卷一补。

临泣二穴在目上直入髮際五分陷中針三分灸五壯

目窻二穴在臨泣後一寸針三分灸五壯刺目大明

正營二穴在目窻後一寸針三分灸五壯

承靈二穴在正營後寸半灸三壯刺三分

腦空二穴一名顯顱在承靈後寸半夾肉枕骨下陷中針五分

灸三壯曹操患頭風發即心乱目眩華他針立愈

風池二穴在腦空後髮陷中針七分灸三壯至百壯艾炷宜小

當陽二穴當瞳仁直上入髮際一寸療卒不識人風眩鼻塞針

三分其穴與臨泣相近

頭側部

頷厭二穴在曲周下是少陽穴無下字明堂同腦空上廉灸三

壯針七分若針太深令耳無所聞

临泣二穴：在目上，直入发际五分陷中。针三分，灸五壮。

目窗二穴：在临泣后一寸。针三分，灸五壮。刺目大明。

正营二穴：在目窗后一寸。针三分，灸五壮。

承灵二穴：在正营后寸半。灸三壮，刺三分。

脑空二穴：一名颞颥，在承灵后寸半，夹肉枕骨下陷中。针五分，灸三壮。曹操患头风，发即心乱目眩，华佗针立愈。

风池二穴：在脑空后发陷中。针七分，灸三壮至百壮，艾炷宜小。

当阳二穴：当瞳仁直上入发际一寸。疗卒不识人，风眩，鼻塞。针三分。其穴与临泣相近。

头侧部

颔厌二穴：在曲周下，足少阳穴无"下"字，《明堂》同脑空上廉。灸三壮，针七分。若针太深，令耳无所闻。

悬颅二穴：在曲周上。足少阳穴同。《明堂》无"上"字，脑空中。灸三壮，针三分。此二穴在曲角上是。

悬厘二穴：在曲周上，足少阳穴无"上"字，脑空下廉。针三分，灸三壮。

天冲二穴：在耳上如前三寸，足少阳穴同。灸七壮，针三分。

率谷二穴：在耳上，入发际寸半陷者宛中。灸三壮，针三分。《明》云：嚼而取之。

曲鬓二穴：在耳上发际曲隅陷中，鼓颔有空。针三分，灸七壮。《明下》云：曲发灸三壮。《指迷》：在耳上，将耳掩前正尖上。

角孙二穴：在耳郭中间上，开口有空。治目生肤翳①，齿龈②肿。灸三壮。《明堂》别无疗③病法。《明》云：主牙齿不嚼物，龋痛肿，针八分。

窍阴二穴：在枕骨下，足少阳穴云在完骨上，摇动有空。针三分，

---

①翳：原作"发"，据《铜人腧穴针灸图经》卷中改。
②龈：原作"断"，据《铜人腧穴针灸图经》卷中改。以下凡"龈"误作"断"者，均据改，不另出注。
③疗：原作"僚"，据《铜人腧穴针灸图经》卷中改。

灸七壮。《明》云：五壮，针四分，在完骨上、枕骨下。完骨二穴在耳后入发际[1]后发际四分。

浮白二穴：在耳后入发际一寸。针五分，灸七壮。《明》云：三壮[2]，针三分。

颅息二穴：在耳后间青络脉。灸七壮，禁针，出血即杀人。

瘈脉二穴：一名资脉，在耳本后鸡足青络脉。刺出血如豆汁[3]，不宜出血。灸三壮，针一分。《明》云：在耳内鸡足青脉。

完骨二穴：在耳后发际四分。灸七壮，针三分。《明》云：二分，灸壮年。

翳风二穴：在耳后陷中，按之引耳中。针七分，灸七壮。《明》云：三壮，在耳后尖角陷中。

正面部

素髎：一名面王[4]。在鼻柱之端。《外台》云：不宜灸，针一分。

水沟：一名人中。在鼻柱下。针四分，灸不及针，日三壮，艾炷宜小。

①耳后入发际：原作"后发际"，据《针灸资生经》卷一补足。

②三壮：原无，据《针灸资生经》卷一补。

③汁：原作"冲"，据《针灸资生经》卷一改。

④面王：原作"面上"，据《针灸资生经》卷一改。

风水面肿针此一穴水尽顿愈《明》云日灸三壮至二百壮止若是水气唯得针此穴若针余穴水尽即死《下》云五壮

兑端在唇上端针二分灸三壮炷如大麦《明下》云在颐前下唇

下开口取之

龈交在唇内齿上龈缝筋中针三分灸三壮

承浆一名悬浆在颐前唇下宛宛中日灸七壮至七七灸即血脉通宣其风立愈炷依小箸头作针三分停四五日又灸

廉泉一名舌本在颔下结喉上《明》云舌本间灸三壮针三分

面二行

攒竹二穴一名始光一名光明一名员柱在两眉头少陷宛宛中不宜灸针一分以细三棱针出血宜灸一壮

睛明二穴一名泪孔在目内眦针寸半留三呼雀目者可久留

风水面肿，针此一穴，水尽顿愈。《明》云：日灸三壮，至二百壮止。若是水气，唯得针此穴。若针余穴，水尽即死。《下》云：五壮。

兑端：在唇上端。针二分，灸三壮，炷如大麦。《明下》云：在颐前下唇下，开口取之。

龈交：在唇内齿上龈缝筋中。针三分，灸三壮。

承浆：一名悬浆。在颐前唇下宛宛中。日灸七壮至七七，灸即血脉通宣，其风立愈。炷依小箸头作，针三分，停四五日，又灸。

廉泉：一名舌本。在颔下结喉上。《明》云：舌本间。灸三壮，针三分。

面二行

攒竹二穴：一名始光，一名光明，一名员柱。在两眉头少陷宛宛中。不宜灸，针一分，以细三棱针出血，宜灸一壮。

睛明二穴：一名泪孔。在目内眦。针寸半，留三呼，雀目者可久留针，然后速出针，禁灸。《明》云：只可一分半是。

巨髎二穴：夹鼻孔旁八分，直目瞳子，跷脉、足阳明之会。针三分，灸七壮。《明》云：巨窌在鼻孔下，夹水沟旁八分，跷脉、足阳明之会。针三分，灸七七壮。

迎香二穴：在禾髎上一寸，鼻孔下旁五分。针三分，禁灸。

禾髎二穴：在鼻下夹水沟旁五分。针二分。又手阳明云：禾髎，一名长频。直鼻孔夹水沟五分。《明》云：和窌，在鼻孔下，夹水沟旁五分。灸三壮。

面三行

阳白二穴：在眉上一寸，直目瞳子。灸三壮，针二分。

承泣二穴：在目下七分，直目瞳子陷中。禁针之，令人目乌色，可灸三壮，炷如大麦。又云：不可灸，不可针，犯之肿大如拳。

針然後速出針禁灸明云只可一分半是

巨髎二穴夹鼻孔旁八分直目瞳子蹺脉是陽明之會針三分

灸七壮明云巨窌在鼻孔下夾水溝旁八分蹺脉是陽明之

會針三分灸七七壮

迎香二穴在禾髎上一寸鼻孔下旁五分針三分禁灸

禾髎二穴在鼻下夾水溝旁五分針二分又手陽明云禾髎一

名長頻直鼻孔夾水溝五分明云和窌在鼻孔下夾水溝旁

五分灸三壮

面三行

陽白二穴在眉上一寸直目瞳子灸三壮針二分

承泣二穴在目下七分直目瞳子陷中禁針之令人目乌色可

灸三壮炷如大麥又云不可灸不可針犯之腫大如拳

四白二穴：在目下一寸。灸七壮，针三分。凡用针稳审，方得下针，深即令人目乌色。

地仓二穴：夹口吻四分外，如近下有脉微微动是也。针三分，灸二七壮，重者七七壮，炷如粗钗脚大。炷若大，口转喎，却灸承浆七七壮即愈。

大迎二穴：在曲颔前寸二分骨陷中动脉，又以口下当两肩。针三分，灸三壮。

面四行

本神二穴：在曲差旁寸半，一云直耳上入发际四分。针二分，灸七壮。二说相去远矣。《千》云：耳正直上入发际二分。

丝竹空二穴：一名目髎。在眉后陷中。针三分，禁灸。

瞳子髎二穴：在目外眦五分。灸三壮，针三分。一名太阳，一名前关。

颧髎二穴：在面颊骨下廉，兑骨端陷中。针二分。

头维二穴：在额角入发际，本神旁寸半。针三分，禁灸。

面侧部

上关二穴：一名客主人。在耳前起骨上廉，开口有空，动脉宛宛中。灸七壮，艾炷宜小。若针，必须侧卧，张口取之，禁针。岐伯曰：上关若刺深，令人欠而不得㰦[1]；下关久留针，即㰦而不得欠，牙关急。是故上关不得刺深，下关不得久留针也。

下关二穴：在上关下耳前动脉下廉，合口有空，开口即闭。针入四分，禁灸。又云：下关不得久留。见上。侧卧闭口取穴。

前关二穴：在目后半寸，亦名太阳之穴。理风赤目、头痛、目眩目涩。不灸，针三分。

①㰦：原作"却"，据下文"㰦而不得欠"文例改。

关

颧髎二穴在面颊骨下廉兑骨端陷中针二分

头维二穴在额角入髮際本神旁寸半针三分禁灸

曲側部

上關二穴一名客主人在耳前起骨上廉開口有空動脈宛宛中灸七壮艾炷宜小若针必須側卧張口取之禁针岐伯曰上關若刺深令人欠而不得㰦下關久留针即㰦而不得欠牙關急是故上關不得刺深下關不得久留针也

下關二穴在上關下耳前動脈下廉合口有空開口即閉针入四分禁灸又云下關不得久留見上側卧閉口取穴

前關二穴在目後半寸亦名太陽之穴理風赤目頭痛目眩目涩不灸针三分

和髎二穴：在耳前兑发下横动脉。针七分，灸三壮。

听会二穴：在耳微前陷中，上关下一寸，动脉宛中，张口得之。针七分，灸五壮至三七壮，十日后依前报灸[1]。一名听呵。

耳门二穴：在耳前起肉，当耳缺者陷中。针三分，灸三壮。《明下》云：禁灸，有病不过三壮。

听宫二穴：在耳中珠子，大如赤小豆。针三分，灸三壮。《明》云：针一分。

颊车二穴：在耳下曲颊端陷中。针四分，灸七壮，止七七，炷如大麦。又《明》云：在耳下二韭叶陷中，灸三壮。又云：耳下曲颊骨后。《千》云：一名机关，在耳下八分小近前。

侧颈项部

天容二穴：在耳下曲颊后。灸三壮。

---

①依前报灸：原作"依报火前"，据《针灸资生经》卷一改。

天牖二穴：在颈筋缺盆上，天容后，天柱前，完骨下，发际上。《明》云：发际上一寸陷中。针一寸，不宜补，又不宜灸。面肿眼合，先取噫嘻，后针天牖、风池差也。若不先针噫嘻，即难疗。

天窗二穴：一名窗笼。在颈大筋前，曲颊下，扶突后，动脉应手陷中。灸三壮，针三分。

天鼎二穴：在颈缺盆直扶突后一寸。灸三壮，针三分。《明下》云：天顶在项缺盆直扶突、气舍后一寸陷中，灸七壮。《素·气府》注云：天鼎在颈缺盆上，扶突、气舍后，同身寸之半。《甲乙经》云：寸半。

扶突二穴：一名水穴。在人迎后寸半。灸三壮，针三分。《素》云：在颈当曲颊下一寸，人迎后，仰而①取之。

缺盆二穴：一名天盖，在肩下横骨陷中。灸三壮，针三分，不宜刺深，令人逆息。又云：肩上是穴。

①而：原作"卯"，据《针灸资生经》卷一改。

人迎二穴：一名五会。在颈大脉动脉应手，侠结喉旁，仰而取之。以候五脏气，足阳明脉气所发。禁灸，灸之不幸伤。针四分。

水突二穴：一名水门，在颈大筋前，直人迎下，气舍上。针三分，灸三壮。

气舍二穴：在颈，直人迎，侠天突陷中[1]。针三分，灸三壮。

肩髆部

肩井二穴：一名髆井。在肩上陷中，缺盆上大骨前寸半，以三指按之当中指下陷中。《甲乙经》云：只可针五分，若刺深，令人闷倒不识人，速须三里下气，先补不泻，须臾平复。妇人胎落后微损，手足弱者，针肩井立差。灸乃胜针，日灸七壮，止百壮。

天髎二穴：在肩缺盆中上毖骨之际陷中尖。针八分，灸三壮。

巨骨二穴：在肩端上行两叉骨间陷中。灸五壮，针寸半。《明》云：巨

---

[1]中：原错于下文"针"之后，据《针灸资生经》卷一乙正。

骨一穴，在心脾骨头。灸三壮至七壮，禁针。

臑会二穴：一名臑髎，在肩前廉去肩头三寸宛宛中。针七分，灸七壮。

肩髃二穴：在髆骨头肩端两骨间陷宛中，举臂取之。灸七壮，至二[1]七壮，以瘥为度。若灸风不遂，可灸七七壮。偏若风疾，筋骨无力，久不差，灸不畏细也，刺即泄肩臂热气。唐库秋钦患风痹，手足不得伸，甄权针此穴，令将弓箭射之。《明》云：针八分，灸不及针，以平取其穴，日灸七壮，增至二七。若灸偏风不随，可至二百。若更多灸，恐手臂细。若刺风痪、风瘫、风病，当其火不畏细也。

肩髎二穴：在肩端臑上陷中，举臂取之。针七分，灸三壮。

肩贞二穴：在肩脾下两骨解间，肩髃后陷中。针五分。

① 两骨间陷宛中，举臂取之。灸七壮，至二：此十五字版蚀，据《针灸资生经》卷一补。

天宗二穴：在秉风后大骨下陷中。灸三壮，针五分。

秉风二穴：在肩上小髃后，举臂有空。灸五壮，针五分。

臑俞二穴：在肩髃后，大骨下胛上廉陷中。针八分，灸三壮。《素》：在肩臑后，举臂取之。

曲垣二穴：在肩中尖曲胛陷中，按之应手痛。灸三壮，针五分。《明》云：九分。

肩外俞二穴：在肩胛上廉，去脊骨三寸陷中。针六分，灸三壮。

肩中俞二穴：在肩胛内廉，去脊二寸陷中，针三分，灸十壮。

背部中行

大椎一穴：一作颡①也，在第一椎上陷者宛中。针五分，灸七壮至二七壮。

陶道：在大椎节下间，俯而取之。灸五壮，针五分。

①颡：原作"雇"，据《针灸资生经》卷一改。

命门一名属累在十四椎节下间伏而取之明作俯而取之针
下二十一椎下云

接脊在十二椎节下间下云治小儿脱肛

悬枢在十三椎节间伏而取之针三分灸三壮明云在十二椎

脊中一名神宗在十一椎节下间俯而取之禁灸令人腰背伛

筋缩在九椎节下间俯而取之针五分灸三壮明云七壮

至阳在七椎节下间俯而取之针五分灸五壮明云七壮

灵台在六椎节下间俯而取之经阙疗病法出素问

瘛疭可灸七壮明云针五分灸三壮下云五壮

神道在五椎节下间俯而取之灸七七壮止百壮小儿风痫

身柱在第三椎节下间针五分灸七七壮明云五壮下云三壮

身柱：在第三椎节下间。针五分，灸七七壮。《明》云：五壮。《下》云：三壮。

神道：在五椎节下间，俯而取之。灸七七壮，止百壮。小儿风痫，瘛疭，可灸七壮。《明》云：针五分，灸三壮。《下》云：五壮。

灵台：在六椎节下间，俯而取之。经阙疗病法，出《素问》。

至阳：在七椎节下间，俯而取之。针五分，灸五壮。《明》云：七壮。

筋缩：在九椎节下间，俯而取之。针五分，灸三壮。《明》云：七壮。

脊中：一名神宗。在十一椎节下间，俯而取之。禁灸，令人腰背伛偻。针五分，得气即泻。

接脊：在十二椎下节间。《下》云：治小儿脱肛。

悬枢：在十三椎节间，伏而取之。针三分，灸三壮。《明》云：在十二椎下节间。《下》云：十一椎下。

命门：一名属累。在十四椎节下间，伏而取之。《明》作"俯而取之"。针五分，灸三壮。

阳关：在十六椎下间，伏而取之。针五分，灸三壮。阙疗病。

腰俞：一名背解，一名髓孔，一名腰柱，一名腰户。在二十一椎节下间宛宛中。挺腹地舒身，两手相重支额，纵四体，后乃取其穴。针八分，灸七壮至七七壮，忌房劳，举动强力。

长强：一名气之阴郄。督脉络别穴。跌地取之。《甲乙经》云：在脊骶，针三分，转针以大痛为度。其穴跌地取之乃得。灸不及针，日三十壮，止二百壮。此痔根本是冷，忌冷食房劳。又云：针二寸。《明下》云：五壮。

有里医言，凡椎骨当灸，骨节突处方验，灸节下当骨无验。以鱼肉骨参之，其言为可信。盖依其言，当骨节。

背二行

大杼二穴：在项后第一椎下，两旁相去各寸半陷中。针五分，可灸七壮。《明》云：禁灸。《下经》云：灸五壮。要非大急不必灸。

风门二穴：一名热府，在二椎下，两旁相去各寸半。针五分，灸五壮。

肺俞二穴：在三椎下，两旁各寸半。针三分，灸三壮。又云：百壮。

厥阴俞二穴：在四椎下，两旁各寸半。针三分，灸七壮。扁鹊云：名阙俞也。

心俞二穴：在五椎下，两旁各寸半。针三分，不可灸。《明下》云：灸五壮。《千》云：第七节对心横三间。《铜人》云：心俞不可灸，可针入三分。世医因此遂谓心俞禁灸，但可针尔，殊不知"刺中心，一日死"乃《素问》之所戒，岂可妄针耶？《千金》言：风中心，急灸心俞百壮，服续命汤。又当权其缓急可也，岂可泥[1]不灸之说而坐受毙[2]

---

① 泥：原无，据《针灸资生经》卷一补。
② 毙：底本漫漶，据《针灸资生经》卷一补。

针灸捷径 〇二三
明刊本

耶？

督俞二穴：一名高盖，在六椎下，两旁各寸半，禁针通灸。

膈俞二穴：在七椎下，两旁各寸半。针三分，灸三壮。《明下》云：灸五壮。血会膈俞，血有病灸此。

八椎下两旁，《铜人》《明堂》并缺俞穴。

肝俞二穴：在九椎下，两旁各寸半。针三分，灸三壮。《明下》云：七壮。《素》云：刺中肝，五日死。

胆俞二穴：在十椎下，两旁各寸半，正坐取之。灸三壮，针五分。《明》云：三分。《下经》云：五壮。刺中胆，一日半死。

脾俞二穴：在十一椎下，两旁各寸半。针三分，灸三壮。《明下》云：五壮。《素》云：刺中脾，十日死。

胃俞二穴：在十二椎下，两旁各寸半。针三分，灸七壮。又云：随年壮。

三焦俞二穴：在十三椎下，两旁各寸半。针五分，灸三壮。《明》云：针三分，灸五壮。

肾俞二穴：在十四椎下，两旁各寸半，与脐平。针三分，灸以年为壮。《明》云：三壮。《下》云：五壮。刺中肾，六日死。

气海俞二穴：在十五椎下，两旁各寸半。通灸。

大肠俞二穴：在十六椎下，两旁各寸半。针三分，灸二壮。

关元俞二穴：在十七椎下，两旁各寸半。针三分。

小肠俞二穴：在十八椎下，两旁各寸半。针三分，灸三壮。

膀胱俞二穴：在十九椎下，两旁各寸半。针三分，灸三壮。《明》：七壮。

中膂内俞二穴：在二十椎下，两旁各寸半，夹脊起肉。针三分，灸三壮。一名脊内俞。《明下》云：主腰痛，夹脊膂痛。上下按之应者，从项后至此穴痛，皆灸之立愈。

白环俞二穴：在二十一椎下，两旁各寸半。《甲乙》云：针如腰户法，用挺腹地端身，两手相重支额，纵息令皮肤俱缓，乃取其穴。针八分。《明下》云：灸三壮。

上髎二穴：在第一空腰髁下侠脊陷中。针三分，灸七壮。《千》云：腰髁下一寸。

次髎二穴：在第二空侠脊陷中。灸七壮，针三分。

中髎二穴：在第三空侠脊陷中。针二分，灸二壮。

下髎二穴：在第四空侠脊陷中。针二分，灸三壮。

会阳二穴：一名利机，在阴尾骨两旁。针八分，灸五壮。

《千金》：八窌，在腰目下三寸，侠脊相去四寸，两旁四穴，故名八窌。其曰夹脊四寸，是除脊各半寸也。凡大杼下穴，皆当除①脊各

①除：原无，据《针灸资生经》卷一补。

寸半。

背三行

附分二穴：在第二椎[1]下附项内廉，两旁各相去侠脊各三寸。灸五壮，针三分。

魄户二穴：在三椎下，两旁各三寸，正坐取之。针五分，灸七壮，止百壮。《明》云：日七壮至二百。《下》云：魂户在三椎下两旁各三寸，灸三壮。又云：魄户在三椎下两旁各三寸，灸五壮。《素注》云：魄户上直附分。魂户即魄户。

膏肓俞二穴：在四椎下，《明》云：近五椎，两旁各三寸。主无所不疗，羸瘦虚损，梦中失精，上气咳逆，发强健忘。《明》云：狂惑忘误。取穴之法：令人正坐曲脊，伸两手，以臂得动摇，从胛骨上角摸索至骨下头，其间当有四肋三间，灸中间，从胛骨之里去胛

---

①第二椎：原作"弟推"，据《针灸甲乙经》卷三第九改。

骨容侧指许，摩肤去表肋间空处按之，自觉牵引于肩中。灸两胛中[1]一处至百壮，多至五百。《明》云：六百壮至千壮。当觉下砉砉然似流水之状，亦当有所下出。若得痰疾，则无所不下也。如病人已困，不能正坐，当令侧卧，挽上臂，令取穴灸之。又以右手从左肩上住指头所不及者，是穴也。右手亦然。乃以前法灸之。若不能久坐，当伸两臂，令人挽两胛骨使相离。不尔，即骨覆其穴，灸之无验。此灸讫[2]后，令人阳气益盛，当消息以自补养。《论》曰：昔在和缓，不救晋侯之疾，以其在膏之上、肓之下，针药所不能及也，即此穴是也。时人拙，不能求得此穴，所以宿病难追。若能用心，方便求得，灸之无疾不愈[3]。出《千金》《外台》。灸膏肓功效，诸经例能言之，而取穴则未也。《千金》等方之外，庄绰论之最详[4]，然繁而无统，不能定于一。予尝以意取之，令病

---

①两胛中：原作"胛中两"，据《针灸资生经》卷一改。

②讫：原作"风"，据《针灸资生经》卷一改。

③灸之无疾不愈：原无"之""不"，据《针灸资生经》卷一补。

④详：原无，据《针灸资生经》卷一补。

人两手交在两膊上，灸时亦然，胛骨遂开，其穴立见，以手指摸索第四椎下两旁各三寸，四肋三间之中，按之酸疼是穴。灸至千壮，少亦七七壮。当依《千金》立点立灸、坐点坐灸、卧点卧灸云。

神[1]堂二穴：在五椎下，两旁各三寸陷中，正坐取之。针三分，灸五壮。《明下》云：三壮。《素注》云：上直魄户，余同。

噫嘻二穴：在肩膊内廉，侠《明堂》作"在"六椎下两旁各三寸。正坐取之，以手痛按之，病者言"噫嘻"。针六分，灸五壮、二七，止百壮。忌苋菜、白酒。《明》云：五壮。

膈关二穴：在七椎下，两旁各三寸陷中，正坐取之。针五分，灸五壮。

魂门二穴：在九椎下，两旁各三寸陷中，正坐取之。灸二壮，针五

①神：底本脱字，据《针灸资生经》卷一补。

分。

阳纲二穴：在十椎下，两旁各三寸陷中，正坐阔肩取之。针五分，灸三壮。《明下》云：七壮。

意舍二穴：在十一椎下，两旁各三寸陷中，正坐取之。针五分，灸五十壮至百壮。《明》云：五十壮至百二十壮。《甲乙》云：三壮，针五分。《下》云：七壮。《素》：二壮。

胃仓二穴：在十二椎下，两旁各三寸。针五分，灸五十壮。《明》云：五十壮。《甲乙》云：三壮。

肓门二穴：在十三椎下，两旁各三寸又肋间。其堂作异。《经》云：与鸠尾相直。灸三十壮，针五分。

志室二穴：在十四椎下，两旁各三寸陷中，正坐取之。针五分，灸三壮。《明》云：两旁各三寸半，灸七壮。

胞肓二穴：在十九椎下，两旁各三寸陷中，伏而取之。灸五七壮，针五分。

秩边二穴：在二十椎下，两旁各三寸陷中，伏而取之。灸三壮，针五分。《素问·气府论》注曰：秩边在二十一椎下两旁，上直胞肓。与《铜人》《明堂》等经二十椎下不同，未知其孰是，故两存之。以上二十八穴当准《千金方》除脊各三寸取穴。

膺部中行

天突：在结喉下夫宛宛中。针五分，灸不及针。其下针直横下，不得低手，即五脏之气伤，人短寿。《明下》云：在结喉下五分中央宛宛中，灸五壮，针一寸。

璇玑：在天突下一寸陷中，仰头取之。灸五壮，针入三分。

华盖：在璇玑[1]下一寸陷中，仰头取之。针三分，灸五壮。

①璇玑：底本版蚀，据《针灸资生经》卷一补。

紫宫：在华盖下一寸六分陷中，仰头取之。灸五壮，针三分。《明》云：在华盖下一寸，灸七壮。小本亦同。

玉堂：一名玉英，在紫气宫下寸六分陷中。灸五壮，针三分。

膻中：一作亶，一名元儿。在玉堂下一寸六分，横直两乳间陷中，仰卧取之。灸七七壮，禁针，不幸令人夭。鸠尾上一寸。《灵兰秘典》云：膻中者，臣使之官，喜乐出焉。说者曰：膻中为气之海，然心主为君，以敷宣教令。膻中主气，以气布阴阳，气和志适，则喜乐由生。分布阴阳，故官为臣使也。然则胸中者，乃十二脏之一，臣使之官，为气之海，分布阴阳，非其他穴比者。或患气噎、鬲气，肺气上喘，不得下食，胸中如塞等疾，宜灸此。气痛治此。

中庭：在膻中下寸六分陷中。灸五壮，针三分。《明》云：二分。《下》云：膻

膺二行

腧府二穴 《素》作俞 在巨骨下，璇玑旁各二寸陷中，仰而取之。《明》云仰卧取之，针三分，灸五壮。《明下》云：俞府，灸三壮。

或中二穴 在俞府下寸六分陷中，仰而取之。《明》云仰卧取之，针四分，灸五壮。《明》云：输下一寸，灸三壮。

神藏二穴 在或中下寸六分陷中，仰而取之，灸五壮，针三分。

灵墟二穴 在神藏下寸六分陷中，仰而取之，针三分，灸五壮。

神封二穴 在灵墟下寸六分，仰而取之，灸五壮，针三分。

步郎二穴 在神封下寸六分陷中，仰而取之，针三分，灸五壮。

膺三行

气户二穴 在巨骨下俞府两旁各二寸陷中仰而取之针三分

中下一寸灸三壮

中下一寸，灸三壮。

膺二行

腧府二穴①：《素》作"俞"。在巨骨下，璇玑旁各二寸陷中，仰而取之。《明》云：仰卧取之。针三分，灸五壮。《明下》云：俞府，灸三壮。

或中二穴：在俞府下寸六分陷中，仰而取之。《明》云：仰卧取之。针四分，灸五壮。《明》云：输下一寸，灸三壮。

神藏二穴：在或中下寸六分陷中，仰而取之。灸五壮，针三分。

灵墟二穴：在神藏下寸六分陷中，仰而取之。针三分，灸五壮。

神封二穴：在灵墟下寸六分，仰而取之。灸五壮，针三分。

步郎二穴：在神封下寸六分陷中，仰而取之。针三分，灸五壮。

膺三行

气户二穴：在巨骨下，俞府两旁各二寸陷中，仰而取之。针三分，

---

① 二穴：原错置于"俞"下，据《针灸资生经》卷一乙正。

灸五壮。

库房二穴：在气户下寸六分陷中，仰而取之。灸五壮，针三分。

屋翳二穴：在库房下寸六分陷中，仰而取之。灸五壮，针三分。

膺窗二穴：在屋翳下寸六分。灸五壮，针四分。

乳中二穴：当乳是。足阳明脉气所发。禁灸，灸不幸生蚀疮，疮中有清汁脓血可治，疮中有息肉若蚀疮①者死。微刺三分。亦相去寸六分。

乳根二穴：在乳下寸六分陷中，仰而取之。灸五壮，针三分。

以上十二穴，去膺中行各四寸，递相去寸六分。

膺四行

云门二穴：在巨骨下，侠气户旁各二寸陷中。灸五壮，针三分，刺深使人气逆。《明》云：云门在巨骨下，气户两旁各二寸陷中，动

---

① 蚀疮：此二字底本剥脱，据《针灸资生经》卷一补。

脉应手，举臂取之。《眺经》云：在人迎下，第二骨间相去二寸三分，通灸，禁针。《甲乙经》云：灸五壮，针七分，若深，令人气逆。

中府二穴：一名膺中俞。肺之募，在云门下一寸，乳上三肋间。针三分，灸五壮。《素注》：在胸中行两旁相去六寸，云门下一寸，乳上三肋间，动脉应手陷中，仰而取之。

周荣二穴：在中府下寸六分陷中，仰而取之。针四分。《明下》云：灸五壮。

胸乡二穴：在周荣下寸六分陷中，仰而取。针四分，灸五壮。

天溪二穴：在胸乡下寸六分陷中，仰而取。针四分，灸五壮。

食窦二穴：在天溪下寸六分陷中，举臂取。针四分，灸五壮。

以上十二穴，去膺中行各六寸六分。

侧腋部

渊腋二穴：在腋下三寸宛宛中，举臂得之。禁灸之，不幸令人生肿蚀马疡，内溃者死，寒热生，马疡可消，针三分。

辄筋二穴：在腋下三寸，复前一寸着胁。灸三壮，针六分。

天池二穴：一名天会，在乳后一寸，腋下三寸，着胁直腋撅肋间。灸三壮，针三分。

大包二穴：在渊腋下三寸，脾之大络，布胸胁中，出九肋间。灸三壮，针三分。

腹中行

鸠尾：一名尾翳，一名𩩲骬。在臆前蔽骨下五分。不可灸，令人毕世少心力。此穴大难针，大好手方可下针，不然取气多，令人夭。针三分。《明下》云：灸三壮。《素注》：在臆前蔽骨五分，不可灸刺。人无蔽骨者，从岐骨际下行一寸。

巨阙：心之募，在鸠尾下一寸，鸠尾拒者少，令强一寸中人，有鸠尾拒之。针六分，可灸七壮，止七七壮。

上脘：一作管。在巨阙下一寸，当寸五分，去蔽骨三寸。《明》云：去巨骨三寸。针八分。专治风痫。日灸二七壮至百壮。一名胃管。

中脘：一名太仓。胃之募，在上脘下一寸。纪者，中脘也。针八分，灸二七壮，止百壮。《明》云：二七壮至四百壮。一名胃募，在心下四寸、胃管一寸。按《气穴论》注云：中脘居心蔽骨与脐之中，上下各四寸，刺入寸二分。与《铜》稍异，宜从《铜人》为稳。其曰胃之募，盖饮食蓄积于此也。予尝苦脾疼，尝灸此穴，觉冷气从两胁下而上，至灸处即散，此灸之功也。自后频灸之，亦每教人灸此穴，凡脾疼不可忍、饮食全不进者，皆宜灸。《难疏》：府会太仓。府病治此。在心下四寸。

建里：在中脘下一寸。针五分，灸五壮。《明》：针三寸二分。

下脘：在建里下一寸。针八分，灸二七壮至二百壮。

水分：在脘下一寸，脐上一寸。针八分。若水病灸大良，可灸七壮至百壮，禁针，水尽即毙。《明》云：分水穴，若水病灸大良，日灸七壮，止至四百壮，针五分。《明》云：水气惟得针水沟，针余穴水尽即死，何如此却云可针？今校勘，不针为是。

神阙：一名气合。当脐中。灸百壮，禁针，针之使人脐中恶疡溃，矢出者死不可治，灸三壮。脐中，《千金》等经不言灸，只云禁针。《铜人》云：宜灸百壮。近世名医，周人中风不省，急灸脐中，皆效。徐伻卒中不省，得桃源簿为灸脐中，百壮始苏。更数月，乃不起。郑纠云：有一亲卒中风，医者为灸五百壮而苏，后年余八十。向使徐平灸至三五百壮，安知其不永年耶？论神阙穴多灸极是。

阴交：一名横户。《素问》云：在脐下一寸，针八分，灸百壮。《明》云：灸不及针，日三七壮，止百壮。

气海：一名脖胦，一名下肓。在脐下寸半宛宛中。针八分，灸百壮。气海者，是男子生气之海也。治脏气①虚惫，真气不足，一切气疾久不差者，皆灸之。《明下》云：灸七壮，此经以气海为生气之海。《难经》云：以为元气之海。则气海者，盖人之元气所生也。故柳公度曰：吾养生无他术，但不使元气佐喜怒，使气海常温尔。今人既不能不以元气佐喜怒，年若能时灸气海使温，亦其次也。予旧多病，常苦气短，医者教灸气海，气遂不促。自是每岁须一二次灸之，则以气怯故也。

石门：一名利机，一名精露。在脐下三寸。灸亦良，可灸二七壮，止

①脏气：原倒作"气脏"，据《针灸资生经》卷一乙正。

脐下二寸名石门 明堂载甲乙经云一名丹田 千金素问注亦谓丹田在脐下二寸 世医因是遂以石门为丹田 误矣 丹田乃在脐下三寸 难经疏论云详而有据 当以难经疏为正 详见关元 铜人云针之绝子 千金云灸之绝孕 要之妇人不必针灸 此论丹田穴当以脐下二寸为是

关元在脐下三寸 小肠之募 足太阴少阴厥阴三阴任脉之会 下纪者关元也 针八分 灸百壮至三百壮 明云若怀胎必不针 针而落胎 胎多不出者而针外昆仑立出 灸不及针 日三十壮 下云五壮 岐伯云但是积冷虚乏皆宜灸

百壮 妇人不可针 针之终身绝子 明云、《甲乙经》云：一名精露[1]，一名丹田，一名命门。针三分。《下》云：灸七壮。《千》云：灸绝孕，刺五分。

脐下二寸名石门，《明堂》载《甲乙经》云：一名丹田，《千金》《素问注》亦谓丹田在脐下二寸，世医因是遂以石门为丹田，误矣！丹田乃在脐下三寸。《难经疏》论云详而有据，当以《难经疏》为正，详见关元。《铜人》云：针之绝子。《千金》云：灸之绝孕。要之妇人不必针灸，此论丹田穴当以脐下二寸为是。

关元：在脐下三寸，小肠之募。足太阴、少阴、厥阴、三阴、任脉之会。下纪者，关元也。针八分，灸百壮，至三百壮。《明》云：若怀胎必不针，针而落胎。胎多不出者，而针外昆仑，立出。灸不及针，日三十壮。《下》云：五壮。岐伯云：但是积冷虚乏，皆宜灸。

①精露：此二字底本字蚀，据《针灸资生经》卷一补。

关元，乃丹田也，诸经不言，惟《难经疏》云：丹田在脐下三寸，方圆四寸，著脊梁两肾间，中央①赤是也。左青右白，上黄下黑，三寸法三光，四寸法四时，五色法五行。两肾间名大海，而贮其血气，亦名大中极，言取人身之上下四向最为中也。老医与人灸，皆从此说，多者千余壮，少亦三二百，不知全活者几何人，然亦宜频灸。故曰：若要安，丹田、三里不曾干。

中极：一名玉泉，一名气原。在关元下一寸。针八分，灸百壮，至三百。《明》云：主妇人断绪，四度针。《铜人》作以度针，针即有子。故却时任针也。灸不及针，日三七壮。《下》云：五壮。

曲骨：在横骨上毛际陷中，灸七壮至七七壮，针二寸。《明下》云：横骨上、中及下一寸毛陷中。《千》：脐下五寸。

会阴：一名屏翳。在两阴间，任脉别络，侠督脉、冲脉之会，灸三壮。

①央：原作“尖”，据《针灸资生经》卷一改。

腹二行

幽门二穴：侠巨阙两旁各五分。灸五壮，针五分。《明》云：在巨阙旁各寸半陷中。《千·肾脏》云：夹巨阙各一寸。《铜人》云：幽门夹巨阙，肓俞夹脐旁各五分，相去一寸。《明堂》乃云：幽门在巨阙旁寸半，通谷①夹上管旁相去三寸。按《千金》四满第二行在丹田，今石门两边各寸半，与《明堂》合，始知《铜人》误云。

通谷：在幽门下一寸。针五分，灸五壮。《明》云：灸上管两旁相去各三寸。《下》云：灸三壮。

阴都二穴：一名食宫，在通谷下一寸。灸三壮，针三分。

石关二穴：在阴都下一寸。灸三壮，针一寸。

商曲二穴：在石关下一寸。灸五壮，针一寸。

肓俞二穴：在商曲下一寸，脐旁各五分。灸五壮，针一寸。

---

① 通谷：原作"通天"，据下文"通谷"条文义改。

中注二穴：在肓俞下一寸。灸五壮，针一寸。

四满二穴：一名髓府。在中注下一寸。针三分，灸三壮。丹田旁各寸半，即心下八寸，脐下横纹是。今校勘四满二穴，《千金》云：在丹田旁各寸半，即心下八寸，脐下横纹是，尤证得丹田二寸。

气穴二穴：一名胞门，一名子户，在四满下一寸。灸五壮，针三分。

大赫二穴：一名阴维，一名阴关，在气穴下一寸。灸五壮，针三分。

横骨二穴：在大赫下一寸。灸三壮。《千》云：名屈骨端，在阴上横骨中，宛曲如却月中央是也。

以上二十二穴，去腹中行皆当为一寸半。说见幽门。

腹三行

不容二穴：在幽门两旁各寸半。灸五壮，针五分。《明》云：上管两旁各一寸，灸三壮。《素注》：第四肋端。

《素问》云：夹鸠尾外，当乳下三寸，夹胃管各五，不容至太一也，夹脐广三寸各三，滑肉门、天枢、外陵也；下脐二寸夹之各三，大巨、水道、归来也。皆腹第三行穴也。《新校正》云：《甲乙经》天枢在脐旁各二寸，与诸书同，特此经为异言。若是，则其穴不当乳下可也。必当乳下，则广三寸之说为当。

承满二穴：在不容下一寸。针三分，灸五壮。《明》云：三壮。《千》云：夹巨阙两旁各一寸半。

梁门二穴：在承满下一寸。灸五壮，针三分。

关门二穴：在梁门下一寸。针八分，灸五壮。

太乙二穴：在关门下一寸。灸五壮，针八分。

滑肉门二穴：在太乙下一寸。灸五壮，针八分。下一寸至天枢穴。

天枢二穴：一名长溪，一名谷门。大肠之募，去肓俞寸半，夹脐旁各二寸陷中。灸五壮，针五分。《千》云：魂魄之舍，不可针，合脐相去可三寸。

外陵二穴：在天枢下一寸。灸五壮，针三分。

大巨二穴：在长溪下二寸。灸五壮，针五分。长溪，天枢也。《千》云：在脐下一寸，两旁各二寸。

水道二穴：在大巨下三寸。灸五壮，针寸半。

归来二穴：在水道下二寸。灸五壮，针八分。《外台》：水道下三寸。今校勘归来二穴，在水道下二寸为是。

气冲二穴：一名气街，在归来下、鼠鼷上一寸，动脉应手宛中。禁针，灸七壮立愈，炷如大麦。《明下》云：五壮。《素注》云：在腹脐下，横骨两端鼠鼷上，针三分。《千》云：归来下一寸。

以上二十六穴，去腹中行当各三寸。

腹四行

期门二穴肝之募在不容下寸半直两乳第二肋端旁寸半又云乳直下寸半针四分灸五壮千云直两乳下第二肋端旁寸半

日月二穴胆之募在期门下五分陷中灸五壮针五分千名神光一名胆募

腹哀二穴在日月下寸半针三分

大横二穴在腹哀下三寸半直脐旁灸三壮针七分

肓俞去脐旁当一寸半天枢去脐当三寸大横去脐当四寸半其去章门合为六寸难经疏乃章门在脐上二寸两旁九

腹结二穴一名阳窟在大横下三分针七分灸五壮

府舍二穴在腹结下三寸足太阴厥阴阴维之交会此三脉上下

腹四行

期门二穴：肝之募，在不容下寸半，直两乳第二肋端。针四分，灸五壮。《千》云：直两乳下第二肋端旁寸半。又云：乳直下寸半。

日月二穴：胆之募，在期门下五分陷中。灸五壮，针五分。《千》：名神光，一名胆募。

腹哀二穴：在日月下寸半，针三分。

大横二穴：在腹哀下三寸半，直脐旁。灸三壮，针七分。

肓俞：去脐旁当一寸半，天枢去脐当三寸，大横去脐当四寸半，其去章门合为六寸。《难经疏》：乃章门在脐上二寸，两旁九寸为可疑焉耳。

腹结二穴：一名阳窟，在大横下三分。针七分，灸五壮。

府舍二穴：在腹结下①三寸。足太阴、厥阴、阴维之交会，此三脉上下

---

① 下：原无，据《针灸资生经》卷一补。

三入腹结肝脾、结心肺，从胁上至肩，此太阴郄，三阴、阳明之别。针七分，灸五壮。

冲门二穴：一名慈宫。上去大横五寸，府舍下横骨两端约中动脉。针七分，灸五壮。

以上十四穴，去腹中行各当为四寸半。

侧胁部

章门二穴：一名长平，一名胁髎。脾之募，在大横外直脐季肋端。侧卧，屈上足、伸下足，举臂取之。针六分，灸百壮。《明》云：日七壮止百壮。《难疏》：脏会季肋章门也，脏病治此。是胁骨下短胁，在脐上二寸两旁九寸。

京门二穴：一名气腧，一名气府。肾之募，在骨腰中季肋本侠脊。灸三壮，针三分。

带脉二穴：在季胁下寸八分陷中。针六分，灸五壮。《明下》云：七壮。如带绕身，管束诸经脉。《千》云：在季胁端。

五枢二穴：在带脉下三寸，一云在水道旁寸半陷中。针一寸，灸五壮。《明下》云：灸三壮。

维道二穴：在章门下五寸三分。针八分，灸三壮。

居髎二穴：在章门下八寸三分，三分监骨上陷中。灸三壮，针八分。

胁堂二穴：在腋下骨间陷中，腋取之。灸五壮。

《明堂下经》有胁堂穴，主胸胁气满，噫哕喘逆，目黄，远视䀮䀮，而《铜人》无之，故附入于此。

手太阴肺经左右一十八穴法

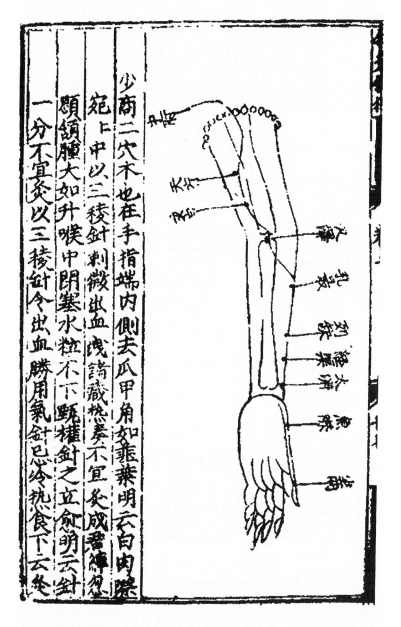

手太阴肺经①（图见左）

少商二穴：木也，在手指端内侧，去爪甲角如韭叶。《明》云：白肉际宛宛中。以三棱针刺微出血，泄诸脏热凑，不宜灸。成君绰忽腮颔肿大如升，喉中闭塞，水粒不下。甄权针之立愈。《明》云：针一分，不宜灸，以三棱针令出血，胜用气针。忌冷热食。《下》云：灸

①手太阳肺经：图题原无，据《铜人腧穴针灸图经》卷下补。下同。

三壮。《甲乙经》作一壮。

　　鱼际二穴：火也，在手大指本节后内侧散脉中。针一分，灸三壮。

　　太渊二穴：在掌后陷中。灸三壮，针一分。《素注》：二分。《明下》云：太泉在手中掌后横纹头陷中，灸五壮。《难》：掌后鱼际下，脉会太渊，脉病治此。

　　经渠二穴：金也，在手寸口陷中。针二分，禁灸，伤人神。

　　列缺二穴：在腕侧上寸半，《明》云：腕上一寸，以手相交叉，头指末两筋两骨罅中。针二分，灸七壮。《明》云：针三分，日灸七壮。若患偏风，灸至百；若患腕劳，灸七七。《下》云：三壮。《素注》：腕上寸半。

　　孔最二穴：在腕上七寸。《明下》云：隐者宛宛中。手太阴治热病汗不出，此穴可灸三壮，即汗出。咳逆①，臂厥痛。针三分，灸五壮。

　　尺泽二穴：水也，在肘中约上动脉中。针三分，灸五壮。《明》云：肘中

　　　　　　三壮甲乙经作一壮

　　鱼际二穴火也在手大指本节后内侧散脉中针一分灸三壮

　　太渊二穴在掌后陷中灸三壮针一分素注二分明下云腕掌后黄际下脉會太渊

　　经渠二穴金也在手寸口陷中针二分禁灸伤人神

　　列缺二穴在腕侧上寸半明云腕上一寸以手相交叉头指末两筋两骨罅中针二分灸七壮明云针三分日灸七壮若患偏风灸至百若患腕劳灸七七下云三壮素注腕上寸半

　　孔最二穴在腕上七寸明下云隐者宛宛中手太阴治热病汗不出此穴可灸三壮即汗出咳逆臂厥痛针三分灸五壮

　　尺泽二穴水也在肘中约上动脉中针三分灸五壮明云肘中

---

①逆：原作"递"，据《针灸资生经》卷一改。

约上两筋动脉中。甄权云：在臂屈伸横纹中筋骨罅陷中，不宜灸。主癫病，不可向手臂，不得上[1]头。《素·刺禁》云：刺肘中陷内，气归之，为不屈伸。注云：肘中谓肘屈折之中，尺泽穴中也。刺过陷脉，恶气归之，气闭关节，故不屈伸。《难疏》言：尺之一寸外为尺泽也，言尺脉入泽，如水入大泽。《铜人》云：灸五壮。《明堂下经》乃云：不宜灸。主癫病，不可向手臂，不得上头。既曰不宜灸，乃曰主癫病，是又可灸也，此必有误。且从《铜人》灸五壮，《明堂》亦云禁[2]穴，许灸一壮三壮也。

侠白二穴：在天府下去肘五寸动脉中。针三分，灸五壮。

天府二穴：在腋下三寸动脉中，以鼻取之。禁灸，使人逆气。今付：刺鼻衄血不止，针四分。《明》云：四分，灸二七壮，不除百壮，出《明堂经》。其《甲乙经》禁灸，要非夫急不必灸。

---

①上：原作"止"，据《针灸资生经》卷一改。

②禁：底本版蚀，据《针灸资生经》卷一补。

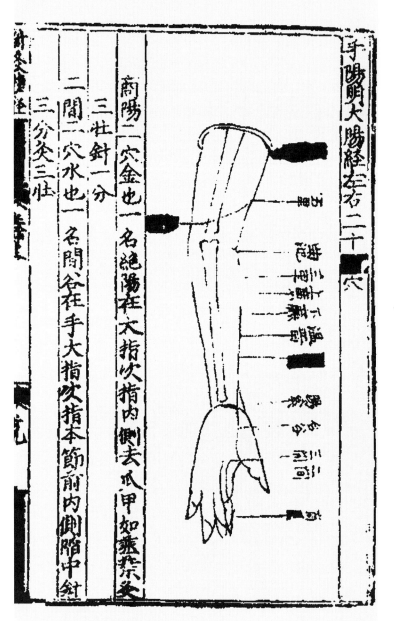

手阳明大肠经_{左右二十八穴}

手阳明大肠经_{左右二十八穴}

手阳明大肠经（图见左）

商阳二穴：金也。一名绝阳。在大指次指内侧，去爪甲如韭叶。灸三壮，针一分。

二间二穴：水也。一名间谷。在手大指次指本节前内侧陷中。针三分，灸三壮。

三間二穴木也一名少谷在大指次指本節後內側陷中針三
分灸三壮

合谷二穴一名虎口在手大指次指岐骨間陷中明云大指兩骨罅間宛宛中針三分灸三壮今附若婦人妊娠不可刺

陽谿二穴火也一名中魁在腕中上側兩筋間陷中針三分灸
二壮

偏歷二穴手陽明絡在腕後三寸別走太陰針二分灸三壮明
下云五壮

溫溜二穴一名逆注一名池頭大腕後大士三寸小士六寸針
三分灸三壮明云腕後五寸六寸間

下廉二穴在輔骨下去上廉一寸輔兌肉其分外斜針五分

三间二穴：木也。一名少谷。在大指次指本节后内侧陷中。针三分，灸三壮。

合谷二穴：一名虎口。在手大指次指岐骨间陷中。《明》云：大指两骨罅间宛宛中。针三分，灸三壮。今附：若妇人妊娠不可刺，刺损胎气。《千》云：手大指虎口两骨间。

阳溪二穴：火也。一名中魁。在腕中上侧两筋间陷中。针三分，灸二壮。

偏历二穴：手阳明络，在腕后三寸，别走太阴。针二分，灸三壮。《明下》云：五壮。

温溜二穴：一名逆注，一名池头。大腕后，大士三寸、小士六寸。针三分，灸三壮。《明》云：腕后五寸六寸间。

下廉二穴：在辅骨下，去上廉一寸，辅兑肉其分外。针斜针五分，灸三壮。此有下廉，足阳明亦有下廉，盖在[①]足者，乃下巨虚也。

　　上廉二穴：在三里下一寸，其分独抵阳明之会外斜。针五分，灸五壮。此有上廉，足阳明亦有上廉，在足者，乃上巨虚也。

　　三里二穴：在曲池下三寸，手阳明穴云二寸，按之肉起，兑肉之端。灸三壮，针二分。《明》云：一名手三里，在曲池下二寸。三里有二，有手三里，有足三里，此手三里也，故《明堂》云一名手三里是也。《铜人》云：三里在曲池下三寸，《明堂》乃云二寸，在手阳明穴亦云二寸，恐《铜人》本误"二"字作"三"字也。

　　曲池二穴：土也，在肘外辅骨屈肘曲中，以手拱胸取之。针七分，灸大良，可三壮。《明》云：曲池，木也，在肘外辅骨曲肘横纹头陷中，日灸七壮，至二百壮，停十日更下[②]，至二百罢。《下》云：肘外辅，屈肘曲骨中纹头。《素注》：肘外辅，屈肘两骨中。《千》云：肘外曲头

---

①在：原无，据《针灸资生经》卷一补。
②下：《针灸资生经》卷一作"下火"。

陷中。

　　肘髎二穴：在肘大骨外廉陷中。灸三壮[1]，针三分。

　　五里二穴：在肘上三寸，向里大脉中央[2]。灸十壮，禁针。《素·气穴论》云：大禁二十五，在天府下五寸。注云：谓五里穴也。谓之大禁者，禁不可刺也。又曰：五里者，尺泽之后五里，与此文同。五里有二，其一在足厥阴肝经部，与此穴为二，此当为手五里也。《素问》：所谓在天府下者，指此五里也。注云：尺泽之后五里指，亦指此五里也。尺泽穴在手太阴。

　　臂臑二穴：在肘上七寸腘[3]肉端，手阳明络。灸三壮，针三分。《明》云：肩髃下。一云[4]两筋两骨罅陷中宛，平手取之，不得拿三令急，其穴闭。宜灸不宜针，日七壮至百壮，若针不得过三五，过多恐恶。《千》云：名头冲。肩髎在肩部。

---

①壮：原作"寸"，据《针灸资生经》卷一改。

②央：原作"尖"，据《针灸资生经》卷一改。

③腘：原作"胭"，据《铜人腧穴针灸图经》卷下改。

④云：原作"天"，据《针灸资生经》卷一改。

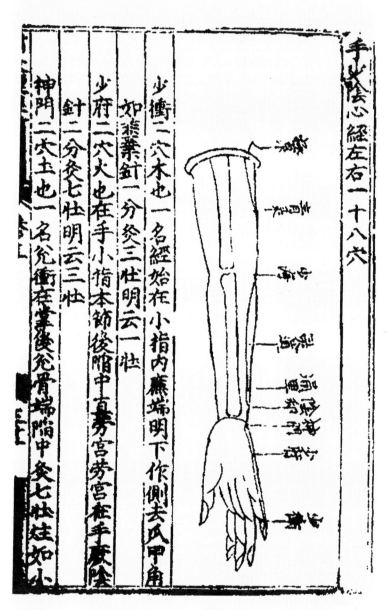

神門二穴土也一名兌衝在掌後兌骨端陷中灸七壯炷如小

針二分灸七壯明云三壯

少府二穴火也在手小指本節後陷中直勞宮勞宮在手厥陰

如韭葉針一分灸三壯明云一壯

少衝二穴木也一名經始在小指內廉端明下作側去爪甲角

手少阴心经左右一十八穴

手少阴心经（图见左）

少冲二穴：木也。一名经始。在小指内廉端，《明下》作：侧去爪甲角如韭叶。针一分，灸三壮。《明》云：一壮。

少府二穴：火也。在手小指本节后陷中，直劳宫，劳宫在手厥阴。针二分，灸七壮。《明》云：三壮。

神门二穴：土也。一名兑冲。在掌后兑骨端陷中。灸七壮，炷如小麦，针三分。

阴郄二穴：在掌后脉中，去腕五分。针三分，灸七壮。

通里二穴：在腕后一寸陷中。针三分，灸三壮。《明》云：七壮。

灵道二穴：金也。去掌后寸半，或一寸。灸三壮，针三分。

少海二穴：水也。一名曲节。在肘内廉节后，又云肘内大骨外，去肘端五分，屈肘得之。针三分，灸三壮。甄权云：屈手向头取之，治齿寒、脑风、头痛，不宜灸，针五分。《明》云：在肘内横纹头，屈手向头取之陷宛中。《甲乙》云：在肘内廉，即后陷中动手应，针二分，不宜灸。《下》云：灸五壮。《素注》：灸五壮。《铜人》云：灸三壮。《明堂下经》《素问注》皆云灸五壮，《上经》、甄权皆不宜灸，亦可疑矣。非大急，不必灸。

青①灵二穴：在肘上三寸，伸肘举臂取之。灸七壮。《明》云：灸五壮。

---

①青：原作"素"，据《针灸资生经》卷一改。

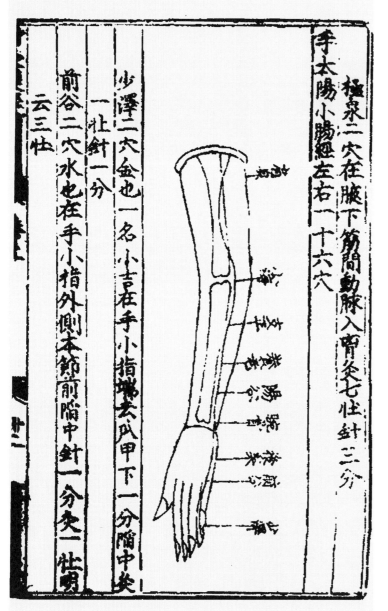

极泉二穴：在腋下筋间，动脉入胸。灸七壮，针三分。

手太阳小肠经左右一十六穴
手太阳小肠经（图见左）

少泽二穴：金也，一名小吉，在手小指端，去爪甲下一分陷中。灸一壮，针一分。

前谷二穴：水也，在手小指外侧本节前陷中。针一分，灸一壮。《明》云：三壮。

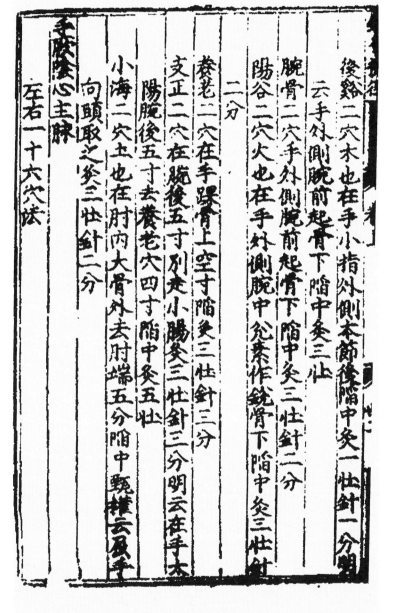

后溪二穴：木也，在手小指外侧本节后陷中。灸一壮，针一分。《明》云：手外侧腕前起骨下陷中，灸三壮。

腕骨二穴：手外侧腕前起骨下陷中。灸三壮，针二分。

阳谷二穴：火也，在手外侧腕中兑《素》作锐骨下陷中。灸三壮，针二分。

养老二穴：在手踝骨上空寸陷。灸三壮，针三分。

支正二穴：在腕后五寸，别走小肠。灸三壮，针三分。《明》云：在手太阳腕后五寸，去养老穴四寸陷中，灸五壮。

小海二穴：土也，在肘内大骨外去肘端五分陷中。甄权云：屈手向头取之。灸三壮，针二分。

手厥阴心主脉 左右一十六穴法

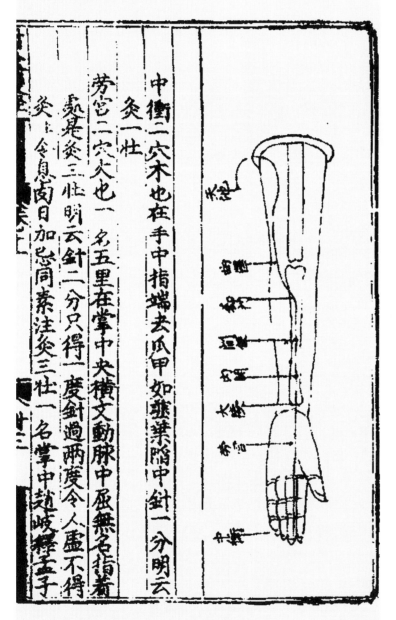

手厥阴心经（图见左）

中冲二穴：木也。在手中指端，去爪甲如韭叶陷中。针一分。《明》云：灸一壮。

劳宫二穴：火也。一名五里。在掌中央横纹动脉中，屈无名指着处是。灸三壮。《明》云：针二分，只得一度针，过两度令人虚。不得灸，灸令息肉日加。忌同。《素注》：灸三壮，一名掌中。赵岐释《孟子》

云：无名之指，手第四指也。今日屈无名指着处是穴，盖屈第四指也。无名指当屈中指为是，今说屈第四指，非也。

大陵二穴：土也。在掌后两筋间陷中。针五分，灸三壮。

内关二穴：在掌后去腕二寸，别走少阳。针五分，灸三壮。

间使二穴：金也。在掌后三寸两筋间陷中。针三分，灸五壮。《明》云：灸七壮。《千》云：腕后三寸。或云：掌后陷中。

郄门二穴：去腕五寸，手厥阴郄。针三分，灸五壮。

曲泽二穴：水也，在肘内廉陷中，屈肘取之。灸三壮，针三分。《素注》：内廉下。

天泉二穴：一名天温，在曲腋下二寸，举臂取之。针六分，灸三壮。

手少阳三焦经 左右二十四穴法

云無名之指手第四指也今日蓋無名指着處是穴蓋屈第
四指也無名指當屈中指為是今說屈第四指非也
大陵二穴土也在掌後兩筋間陷中針五分灸三壮
内関二穴在掌後去腕二寸別走少陽針五分灸三壮
間使二穴金也在掌後三寸兩筋間陷中針三分灸五壮明云
灸七壮千云腕後三寸或云掌後陷中
郄門二穴去腕五寸手厥陰郄針三分灸五壮
曲澤二穴水也在肘内廉陷中屈肘取之灸三壮針三分素注
内廉下
天泉二穴一名天溫在曲腋下二寸舉臂取之針六分灸三壮
手少陽三焦經
左右二十四穴法

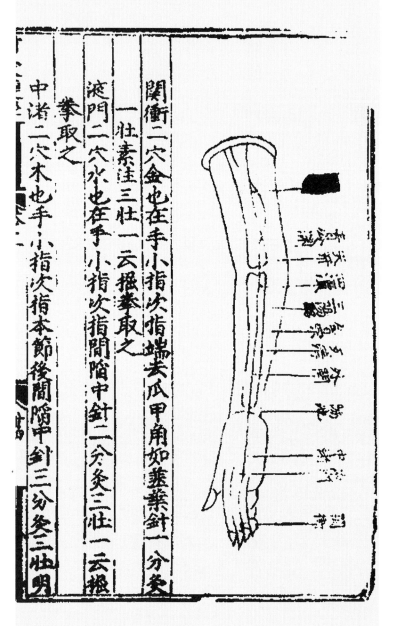

手少阳三焦经（图见左）

关冲二穴：金也。在手小指次指端，去爪甲角如韭叶。针一分，灸一壮。《素注》：三壮。一云：握拳取之。

液门二穴：水也。在手小指次指间陷中。针二分，灸三壮。一云：握拳取之。

中渚二穴：木也。手小指次指本节后间陷中。针三分，灸三壮。《明》

云：二壮。

阳池二穴：一名别阳。在手表
腕上陷中。针二分，不可灸。《素
注》：灸三壮。

外关二穴：正少[1]阳络，腕后二
寸陷中。针三分，灸二壮。《明》
云：灸三壮。

支沟二穴：火也。在腕后三寸
两骨间陷中。针二分，灸二七壮。
《明》云：五壮。《素注》：三壮。
《千》云：腕后臂外三寸。

会宗二穴：在腕后三寸，空中
一寸。针三分，灸三壮。

三阳络二穴：在臂上大交脉。
《明》云：肘五寸外廉陷中，支沟上
一寸。禁针，灸七壮。《明》云：
五壮。

四渎二穴：在肘前五寸外廉陷
中。灸三壮，针六分。

天井二穴：土也，在肘外大骨
后肘上，《明堂》作后一寸，两筋
间陷

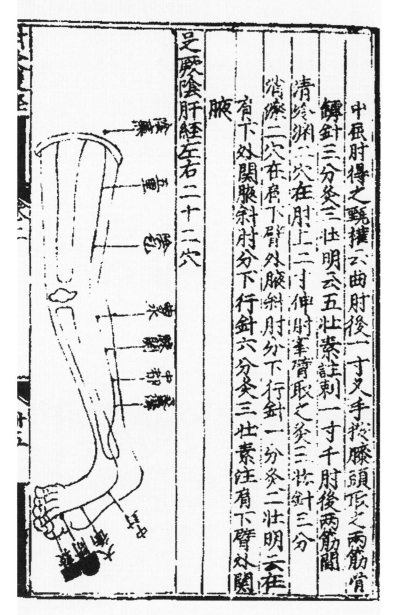

中，屈肘得之。甄权云：曲肘后一寸，叉手按膝头取之，两筋骨罅。针三分，灸三壮。《明》云：五壮。《素注》：刺一寸。《千》：肘后两筋间。

清冷渊二穴：在肘上二寸，伸肘举臂取之。灸三壮，针三分。

消泺二穴：在肩下臂外腋斜肘分下行。针一分，灸二壮。《明》云：在肩下外关腋斜肘分下行。针六分，灸三壮。《素注》：肩下臂外关腋。

足厥阴肝经 左右二十二穴
足厥阴肝经（图见左）

大敦二穴：木也，在足大指端，去爪甲如韭叶及三毛中。灸三壮，针三分。《千》云：足大指聚毛中。

行间二穴：火也，在足大指间动脉应手陷中。灸三壮，针六分。

太冲二穴：土也，在足大指本节后二寸，或寸半陷中。今附：凡诊太冲脉，可决男子病死生。针三分，灸三壮。《明》云：在足大指本节后二寸骨罅间陷中。灸五壮。《素注》：在足大指间本节后二寸，动脉应手。《刺腰痛》注云：大指本节后内间二寸。

中封二穴：金也，在足内踝前一寸，仰足取之陷中，伸足乃得之。针四分，灸三壮。《素注》：内踝前寸半。《甲乙》云：一寸。《千》与《素问》同。又云：内踝前一寸，斜行小脉上，一名悬泉。

蠡沟二穴：在足内踝上五寸，别走少阳。针二分，灸三壮。《明下》云：七壮。又云：交仪在内踝上五寸，恐即蠡沟穴，但别出蠡沟，故不可晓。蠡沟二穴，亦名交仪。

中都二穴：一名中郄，在内踝上七寸䯒骨中，与少阴相直。针三分，灸五壮。

膝关二穴：在犊鼻下二寸陷中。针四分，灸五壮。犊鼻在足阳明。

曲泉二穴：水也，在膝内辅骨下，大筋上、小筋下陷中，屈膝取之。又云：膝屈内外两筋间宛宛中，又在膝曲横纹头。针六分，灸三壮。

阴包二穴：《明堂》作胞，在膝上四寸，股内廉两筋间。针六分，灸三壮。《明》云：七壮。

五里二穴：在气冲下三寸阴股中动脉。灸五壮，针六分。治肠风满，热闭不得溺。气冲在腹部第三行，阴廉穴气冲同。五里有二，其一在手阳明肘上三寸，其在此当为足五里。

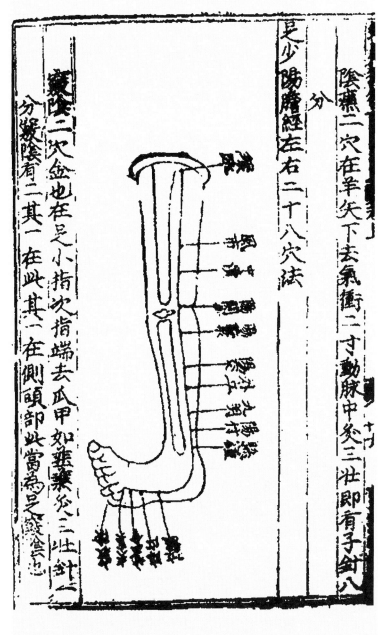

阴廉二穴：在羊矢下去气冲二寸动脉中。灸三壮即有子，针八分。

足少阳胆经 左右二十八穴法

足少阳胆经（图见左）

窍阴二穴：金也。在足小指次指端，去爪甲如韭叶。灸三壮，针一分。窍阴有二，其一在此，其一在侧头部，此当为足窍阴也。

侠溪二穴：水也。在足小指次指岐骨后，本节前陷中。灸三壮，针三分。《明》云：临泣去侠溪一寸半。

地五会二穴：在足小指次指本节后陷中，去侠溪一寸。针一分，不可灸，灸之使人羸瘦，不出三年卒。

临泣二穴：水也。在足小指次指本节后间陷中，去侠溪一寸半。灸三壮，针二分。偃伏第三行，既有临泣穴矣[①]，此亦有临泣穴，此当盖足临泣也。

丘墟二穴：在外踝下如前陷中，去临泣三寸。灸三壮，针五分。

悬钟二穴：在足外踝上三寸动脉中。针六分，灸五壮。《千》云：一名绝骨，外踝上三寸。又云四寸。

阳辅二穴：火也。在外踝上四寸，辅骨前绝骨端，如前三分，去丘墟七寸。灸三壮，针五分。《千》云：外踝上，辅骨前。余同。

①矣：原作"年"，据《针灸资生经》卷一改。

光明二穴在外踝上五寸針六分灸五壮明下六七壮治䯒疼不能入立與陽輔疗病同

外丘二穴在外踝上七寸針三分灸三壮

陽交二穴一名別陽在外踝上七寸斜屬三陽分肉之間灸三壮針六分千云一名足窌在外踝上七寸一云三寸

陽陵泉一穴土也在膝下一寸外廉陷中針六分灸七壮至七七壮明下云一壮素注三壮千云膝下外尖骨前難疏胫骨中微側小許筋會陽陵泉筋病治此

陽關二穴在陽陵泉上二寸犢鼻外陷中針五分不可灸千云關陽一云關陵

中瀆二穴在髀骨外膝上五分肉間陷中灸五壮針五分

環跳二穴在髀枢中側卧伸下足屈上足取之灸五十壮針一

光明二穴：在外踝上五寸。针六分，灸五壮。《明下》云：七壮。治䯒疼不能久①立，与阳辅疗病同。

外丘二穴：在外踝上七寸。针三分，灸三壮。

阳交二穴：一名别阳。在外踝七寸斜属三阳分肉之间。灸三壮，针六分。《千》云：一名足窌。在外踝上七寸。一云三寸。

阳陵泉二穴：土也。在膝下一寸，外廉陷中。针六分，灸七壮至七七壮。《明下》云：一壮。《素注》：三壮。《千》云：膝下外尖骨前。《难疏》：胫骨中微侧小许。筋会阳陵泉，筋病治此。

阳关二穴：在阳陵泉上二寸，犊鼻外陷中。针五分，不可灸。《千》云：关阳。一云关陵。

中渎二穴：在髀骨外膝上五分肉间陷中。灸五壮，针五分。

环跳二穴：在髀枢中。侧卧，伸下足，屈上足取之。灸五十壮，针一

①久：原作"人"，据《针灸资生经》卷一改。

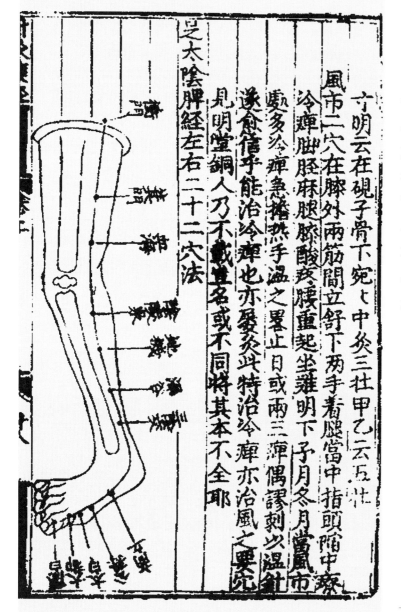

寸。《明》云：在砚子骨下宛宛中，灸三壮。《甲乙》云：五壮。

风市二穴：在膝外两筋间，立舒下两手着腿，当中指头陷中。疗冷痹脚胫麻，腿膝酸疼，腰重起坐难。《明下》：予①冬月当风市处多冷痹，急担②热手温之，略止。日或两三痹，偶谬刺以温针，遂愈，信乎能治冷痹也，亦屡灸此，不③特治冷痹，亦治风之要穴。见《明堂》。《铜人》乃不载，岂名或不同，将其本不全耶。

足太阴脾经 左右二十二穴法

足太阴脾经（图见左）

---

①予：此下原衍"月"字，据《针灸资生经》卷一删。

②担：《针灸资生经》卷一引《明堂》作"揎"，《普济方》卷四一六引《明堂》作"擦"。

③不：原无，据《针灸资生经》卷一引《明堂》补。

隐白二穴木也在足大指端侧内去爪甲角如韭叶宛宛上中针
二分今附妇人月事过时不止刺立愈明云针一分灸三壮
大都二穴火也在足大指本节后陷中灸三壮针三分千注本
节内侧白肉际
太白二穴土也在足内侧核骨下陷中灸三壮针三分千云
商丘二穴金也内踝下微前陷中灸三壮针三分
公孙二穴在足大指本节后一寸灸三壮针四分明云内踝
三阴交二穴在内踝上三寸骨下陷中明云内踝上八寸陷中
灸三壮针三分昔宋太子善医术出苑逢一妊妇令文徐伯
诊曰一男一女针之泻三阴交补合谷应针而落果如文伯
言故妊娠不可刺千云内踝上八寸骨下又云内踝三寸

隐白二穴：木也。在足大指端侧内，去爪甲角如韭叶宛宛中。针三分。今附：妇人月事过时不止，刺立愈。《明》云：针一分，灸三壮。

大都二穴：火也，在足大指本节后陷中。灸三壮，针三分。《千》注：本节内侧白肉际。

太白二穴：土也。在足内侧核骨下陷中。灸三壮，针三分。《千》云：足大指内侧。

公孙二穴：在足大指本节后一寸。灸三壮，针四分。

商丘二穴：金也。内踝下微前陷中。灸三壮，针三分。

三阴交二穴：在内踝上三寸骨下陷中。《明》云：内踝上八寸陷中。灸三壮，针三分。昔宋太子善医术，出苑，逢一妊妇。令文徐伯诊，曰：一男一女，针之，泻三阴交，补合谷。应针而落，果如文伯言。故妊娠不可刺。《千》云：内踝上八寸骨下。又云内踝三寸。

漏谷二穴：亦名太阴络。在内踝上六寸骨下陷中。针三分。《明下》云：三壮。

地机二穴：亦名脾舍。足太阴郄。别走上一寸空，在膝下五寸。灸三壮，针三分。《明》云：膝内侧转骨下陷中，伸足取之。

阴陵泉二穴：水也。在膝下内侧辅骨下陷中，伸足取之。针五分，当曲膝取之。

血海二穴：在膝膑上内廉白肉际二寸中。灸三壮，针五分。《千》云：白肉际二寸半。注云：一作三寸。

箕门二穴：在鱼腹上越筋间，动脉应手，在阴股内。一云：上起筋间。灸三壮。

足阳明胃经 左右三十穴法

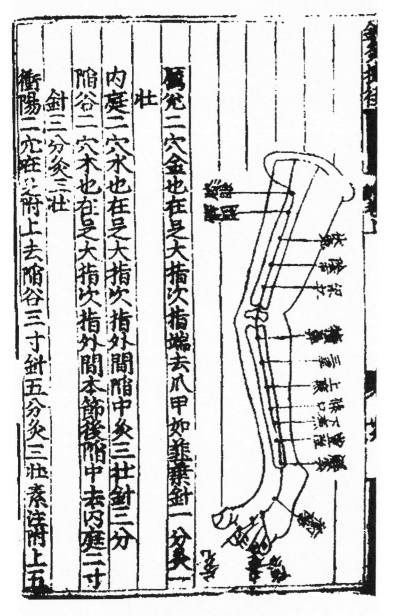

足阳明胃经（图见左）

厉兑二穴：金也。在足大指次指端，去爪甲如韭叶。针一分，灸一壮。

内庭二穴：水也。在足大指次指外间陷中。灸三壮，针三分。

陷谷二穴：木也。在足大指次指外间本节后陷中，去内庭二寸。针三分，灸三壮。

冲阳二穴：在足跗上，去陷谷三寸。针五分，灸三壮。《素注》：跗上五寸骨间动脉，刺三分。《千》云：跗上五寸骨间，去陷谷三寸。一云二寸。

解溪二穴：火也。在冲阳后寸半腕上陷中。《明下》云：在系鞋处。针五分，灸三壮。《素注》：在冲阳后二寸半。《新校正》云：《刺疟》注作三寸半，二注不同，当从《甲乙经》作寸半。

丰隆二穴：在外踝八寸下廉，胻外廉陷中。针三分，灸三壮。《明下》云：七壮。

下廉二穴：一名下巨虚。在上廉下三寸，当举足取之。针八分，灸三壮。《明》云：上廉下三寸，两筋两骨罅陷宛宛中，蹲地坐取之。针六分。《甲乙》云：针三分，灸三壮。主小肠气不足，面无颜色，偏风热风，冷痹不遂，风湿痹，灸亦良。日七七壮，《素注》：足阳明与小肠合，在上廉下三寸，针三分。

手阳明亦有下廉，此乃是足下廉也。

条口二穴：在廉上一寸，举足取之。针五分。《明》云：在上廉下一寸。针八分，灸三壮。

上廉二穴：一名上巨虚。在三里下三寸，当举足取之。灸三壮，针三分。甄权云：治脏气不足，偏风，腰腿手足不仁。灸随年为壮。《明》云：巨虚上廉，在三里下三寸，两筋两骨罅陷宛宛中[1]。针八分，灸大良，日七壮。《下》云：三壮。《素注》：在三里下三寸。又云：在膝髌犊鼻下，骱外廉六寸。

手阳明亦有上廉，此乃是上廉也。

三里二穴：土也。在膝下三寸，骱外廉两筋间。一云：骱骨外大筋内，当举足取之。秦承祖云：诸病皆治，食气、水气、虫毒、痃癖、四肢、肿满、膝骱酸痛、目不明。华佗云：疗五劳羸瘦、七伤虚乏、胸

————————
①宛宛中：原倒作"中宛宛"，据《针灸资生经》卷一乙正。

中瘀血、乳痈。《外台·明堂》云：人年三十以上，若不灸三里，令气上冲目，所以三里下气也。《明》云：灸三壮，针五分。《明》云：针腹背每须去三里穴，针八分，灸七壮，至百壮。《素注》：刺一寸，在膝下三寸，骺骨外廉两筋肉分间。《指》云：深则足跗阳脉不见。《集》云：按之太冲脉不动。

手有三里，此亦曰三里，盖足三里也。《铜人》云：在膝下三寸。《明堂》《素问注》皆同。人多不能求其穴。每以大拇指次指[1]圈其膝盖，以中指住处为穴，或以最小指住处为穴，皆不得其穴所在也。予按《明堂》有膝眼四穴，盖在膝头骨下两旁陷中也。又按《铜人》等经有犊鼻穴，盖在膝膑下骱侠罅大筋中也。又按《铜人》有膝关二穴，盖在犊鼻下二寸陷中也。而《校正素问注》巨虚上廉云：三里在犊鼻下三寸，则是犊鼻之下三寸方是三里。

中瘀血乳癰外臺明堂云人年三十巳上若不灸三里令氣
上衝目所以三里下氣也明云灸三壯針五分明云針腹背
每湏去三里穴針八分灸七壯至百壯素注刺一寸在膝下
三寸䯒骨外廉兩筋肉分間指云深則足跗陽脉不見集云
按之大衝脉不動
手有三里此亦曰三里盖足三里也銅人云在膝下三寸明
堂素問注皆同人多不能求其穴每以大拇指圈其膝盖以
中指住處為穴或以最小指住處為穴皆不得其穴所在也
予按明堂有膝眼四穴盖在膝頭骨下兩旁陷中也又按銅
人等經有犢鼻穴盖在膝膑下骭侠罅大筋中也
有膝關二穴盖在犢鼻下二寸陷中也而校正素問注巨虚
上廉云三里在犢鼻下三寸則是犢鼻之下三寸方是三里

①次指：原无，据《针灸资生经》卷一补。

不可便從膝頭下去三寸為三里穴也若如今人之取穴恐
失之太高矣千云灸至五百壮少二百壮
犢鼻二穴在膝頭下骱侠觧明堂作䐐大筋中治膝中痛不仁
難跪起膝膑腫潰者不可治不潰者可疗若犢鼻堅硬勿便
攻先以洗熨即微刺之愈明云針三分灸三壮按素問刺禁
云膝膑出液為跛犢鼻膝膑下骱用針者不可輕也
梁丘二穴在膝上二寸明云三寸兩筋間灸三壮針三分明云
五分明堂作三寸銅人千金皆作二寸千金注謂或云三寸
故兩存之
陰市二穴一名陰鼎在膝上三寸伏兔下陷中拜而取針三分
不可灸明下云灸三壮千注二十卷云在膝上當伏兔下行
二寸臨膝取之又云膝內輔骨後大筋下小筋上屈膝得之

不可便从膝头下去三寸，为三里①穴也。若如今人之取穴，恐失之太高矣。《千》云：灸至五百壮，少亦②二百壮。

犊鼻二穴：在膝头下骱侠解《明堂》作䐐大筋中。治膝中痛不仁，难跪起。膝膑肿溃者，不可治，不溃者可疗。若犊鼻坚硬，勿便攻，先以洗熨，即微刺之愈。《明》云：针三分，灸三壮。按《素问·刺禁》云：膝膑出液为跛，犊鼻膝膑下，骱用针者不可轻也。

梁丘二穴：在膝上二寸。《明》云：三寸，两筋间。灸三壮，针三分。《明》云：五分。《明堂》作三寸。《铜人》《千金》皆作二寸。《千金》注谓或云三寸，故两存之。

阴市二穴：一名阴鼎，在膝上三寸伏兔下陷中，拜而取。针三分，不可灸。《明下》云：灸三壮。《千注》二十卷云：在膝上当伏兔下行二寸，临膝取之。又云：膝内辅骨后大筋下小筋上，屈膝得之。

①里：原作"寸"，据《针灸资生经》卷一改。
②亦：原无，据《针灸资生经》卷一补。

《铜人》云：不可灸。《明堂》乃云灸三壮，岂以禁穴许，灸一壮至三壮耶。

伏兔二穴：在膝上六寸起肉，正跪坐取之。一云：膝盖上七寸，针五分，不可灸。《明》云：妇人八部诸病，通针三分。

髀关二穴：在膝上伏兔后交分中。针六分。《明》云：灸三壮。

膝眼四穴：在膝头骨下两旁。主膝冷痛不已。针五分，禁灸。有人膝肿，其人为灸此穴，遂致不救，盖犯其所禁也。《铜人》无此四穴，《明堂》有之，故附入于此。

足少阴肾经 左右二十穴法[①]

————————
① 左右二十穴法：底本版蚀，据《针灸资生经》卷一补。

涌泉二穴：木也。一名地冲。在足心陷中，屈足捲指宛宛中。灸三壮，针五分，无令出血。淳于意云：汉北齐王阿母[1]患足下热、喘满。谓曰：热厥也，当刺足心，立愈。《明》云：灸不及针。若灸，废人行动。《下》云：在脚心底宛中白肉际。灸三壮。《素注》：刺三分。《千》注肝脏卷云：在脚心大指下大筋。《史记》：济北王阿母足热而懑，淳于意曰：热厥也。刺足心各三所，案之无出血，病已。病得之饮酒大醉。

然谷二穴：火也。一名龙渊。在内踝前起大骨下陷中。灸三壮，针三分，不宜见血。《素注》：刺三分，刺此见血。令人立饥饮食。《千注·妇人方》云：在内踝前直下一寸。

太溪二穴：土也。在内踝后跟骨上动脉中。灸三壮，针三分。

大钟二穴：在足跟后冲中。灸三壮，针三分。

①母：原作"世"，据《针灸资生经》卷一改。

水泉二穴去太谿下一 在内踝下灸五壮针四分

照海二穴阴蹻脉所 内踝下针三分灸七壮千云在内踝

下四分明上云阴蹻二穴在内踝下宛陷中针三分灸三壮千云内踝容爪甲明

堂上下经有阴蹻穴而铜人无之惟有照海穴亦在内踝下

与阴蹻同而未知其故予按素问气穴论阴阳蹻穴在内踝下

是谓照海阴蹻所生则与铜人照海穴合矣则是阴蹻即

照海也故附阴蹻于照海之末

复溜二穴金也一名昌阳一名伏白在内踝上二寸动脉陷中

针三分灸五壮明云七壮

交信二穴在内踝上二寸少阴前太阴后廉前筋骨间臑灸三

壮针四分明下云内踝上二寸后廉筋骨陷中素气穴论

水泉二穴：去太溪下一寸，在内踝下。灸五壮，针四分。

照海二穴：阴跷脉所生，在①内踝下。针三分，灸七壮。《千》云：在内踝下四分。《明上》云：阴跷二穴，在内踝下宛陷中，针三分，灸三壮。《下》云：阴跷两穴在内踝下陷中，灸三壮。《千》云：内踝容爪甲。《明堂上下经》有阴跷穴而《铜人》无之，惟有照海穴，亦在内踝下，与阴跷同，而未知其故。予按《素问·气穴论》，阴阳跷穴在内踝下，是谓照海阴跷所生，则与《铜人》照海穴合矣。则是阴跷即照海也，故附阴跷于照海之末。

复溜二穴：金也。一名昌阳，一名伏白。在内踝上二寸动脉陷中。针三分，灸五壮。《明》云：七壮。

交信二穴：在内踝上二寸，少阴前、太阴后，廉前筋骨间腨。灸三壮，针四分。《明下》云：内踝上二寸，后廉筋骨陷中。《素·气穴论》：踝②

①生，在：底本版蚀，据《针灸资生经》卷一补。
②踝：底本漫漶，据《针灸资生经》卷一补。

上横二穴。注云：内踝上者，交信穴也。按《素问·气府论》阴跷穴注云：谓交信也，在内踝上二寸，少阴前、太阴后筋骨间，阴跷之郄。窃意阴跷即交信也，至《气穴论》阴阳跷穴注乃云：阴跷穴在内踝下，是谓照海阴跷所生，则是阴跷乃照海，非交信矣。故《明堂下经》既有交信穴在内踝上，又出阴跷穴在内踝下，上下不同，盖二穴也。但不知《素问》之注何故前后自异，学者毋信，其一注而不考，其又有一注也。

筑宾二穴：在内踝上腨分中。灸五壮，针三分。《明》云：在内踝上，灸三壮。

阴谷二穴：水也，在膝内辅骨后，大筋下，小筋上，按之应手，屈膝乃取之。灸三壮，针四分。

足太阳膀胱经左右三十六穴

上横二穴注云内踝上者交信穴也按素問氣府論陰蹻穴注云謂交信也在內踝上二寸少陰前太陰後筋骨間陰蹻之郄窃意陰蹻即交信也至氣穴論陰陽蹻穴注乃云陰蹻穴在內踝下是謂照海陰蹻所生則是陰蹻乃照海非交信矣故明堂下經既有交信穴在內踝上又出陰蹻穴在內踝下上下不同盖二穴也但不知素問之注何故前後自異學者毋信其一注而不考其又有一注也

筑賓二穴在內踝上腨分中灸五壮針三分明云在內踝上灸三壮

陰谷二穴水也在膝內輔骨後大筋下小筋上按之應手屈膝乃取之灸三壮針四分

足太陽膀胱經左右三十六穴

针灸捷径
明刊本 八一

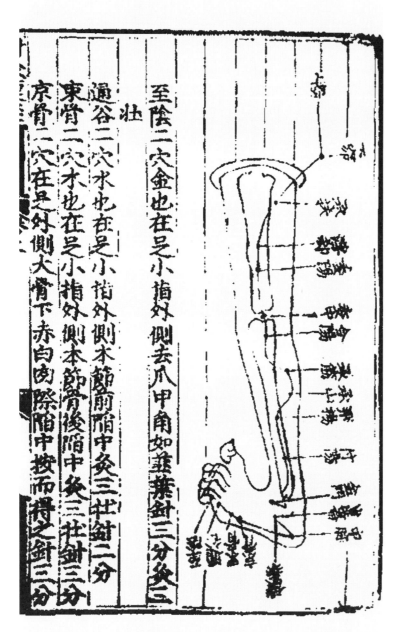

足太阳膀胱经（图见左）

至阴二穴：金也。在足小指外侧，去爪甲角如韭叶。针三分，灸三壮。

通谷二穴：水也。在足小指外侧本节前陷中。灸三壮，针二分。

束骨二穴：木也。在足小指外侧本节骨后陷中。灸三壮，针三分。

京骨二穴：在足外侧大骨下，赤白肉际陷中，按而得之。针三分，灸七壮。《明》云：五壮。《素注》：三壮。

申脉二穴：阳跷脉所出。在外踝下陷中，容爪甲白肉际。针三分。《千》云：申脉在外踝下陷中。《明上》云：阳跷二穴在外踝前一寸陷宛中，针三分。《素·气穴》注：阳跷穴是谓申脉，阳跷所出，在外踝下陷中。《新校正》云：按《刺腰痛篇》注，在外踝下五分。《缪刺论》注：外踝下寸半容爪甲。《明堂上经》有阳跷穴，而《铜人》无此穴，惟有申脉二穴，阳跷脉所出，在外踝下陷中，与阳跷穴同而未知其故。予按《素问·气穴论》阴阳跷穴注云：阳跷穴是谓申脉，阳跷所出，在外踝下陷中，以与《铜人》申脉穴合，是则阳跷即申脉也。故附《明堂》阳跷于申脉之后。

金门二穴：一名关梁，在踝下。灸三壮，炷如小麦，针一分。

仆参二穴：一名安耶，在跟骨下陷中，拱足得之。针二分，灸七壮。

《明》云：三壮。

昆仑二穴：火也，在外踝后跟骨上陷中。《素注》：细脉动应手。灸三壮，针三分。《明》云：上昆仑针五分，下昆仑外踝下一寸大筋下。《明堂》有上昆仑，又有下昆仑，《铜人》只云昆仑而不载下昆仑，岂《铜人》不全耶？抑名不同？未可知也。但《上经》云：内昆仑在踝下一寸，《下经》云内昆仑在内踝后五分，未知其孰是。予谓既云内昆仑，则当在内踝后矣。《下经》之穴为通上昆仑，在外踝故也。

付阳二穴：在踝上三寸，足太阳穴同，《千金》亦同，阳跷郄，太阳前、少阳后筋骨间，阳跷之郄。灸三壮，针五分。《明下》云：附阳在踝上二寸，恐"二"字当作"三"，后筋骨间宛宛中。灸五壮。《素·气府论》阴阳跷各一注云：阳跷谓附阳穴也，在外踝上三寸，太阳前、

明云三壮

崑崙二穴火也在外踝後跟骨上陷中素注細脉動應手灸三壮針三分明云上崑崙針五分下崑崙外踝下一寸大筋下明堂有上崑崙又有下崑崙銅人只云崑崙而不載下崑崙宜銅人不全耶抑名不同未可知也但上經云内崑崙在踝下一寸下經云内崑崙在内踝後五分未知其孰是予謂既云内崑崙則當在内踝後矣下經之穴為通上崑崙在外踝故也

付陽二穴在踝上三寸足太陽穴同千金亦同陽蹻郄太陽前少陽後筋骨間陽蹻之郄灸三壮針五分明下云附陽在踝上二寸恐二字當作三後筋骨間宛宛中灸五壮素气府論陰陽蹻各一注云陽蹻謂附陽穴也在外踝上三寸太陽前

少陽後筋骨間，陽蹻之郄。按《素問·氣府論》陽蹻穴注云謂付陽穴也，在外踝上三寸，竊意蹻即付陽也，及考《氣穴論》陰陽蹻四穴注云：陽蹻穴是謂申脈，陽蹻所出，則是陽蹻乃申脈，非付陽矣。故《明堂下經》既有付陽在外踝二寸，《上經》又有陽蹻在外踝前，一寸二寸既異，是付陽、陽蹻各是一穴也，但不知《素問》之注何故前後相背耶？

飛揚二穴：一名厥陽。在外上九寸，《明堂》《千金》並云七寸。針三分，灸三壯。《明》云：五壯。

承山二穴：一名魚腹，一名肉柱，一名傷山，在兌腨腸下分肉間陷中。灸一壯，針七分，《明》云：八分，速出針，灸不及針，止七七壯。《下》云：五壯。一云：在腿肚下分肉間。

承筋二穴：一名腨腸，一名直腸。在腨腸中央陷中。灸三壯，禁針。

两筋间千云是太阳前少阳后

委阳二穴三焦下辅腧也在是太阳后出於腘中外廉两筋间

凭伸取之扶承下六寸灸三壮针七分素注在是腘中外廉

文中又骨空论云在膝解後曲脚中背面取之

八分甲乙云针五分灸三壮素注在是膝後凭曲脚腘中央约

权云在曲瞅内两筋骨中宛宛是令人面挺腹地而取之针

病汗不出足热厥逆满膝不得屈伸取其经血立愈明云甄

委中二穴土也在腘中央约文中动脉今付委中者血郄也

合阳二穴在膝约文中央下二寸千作三寸针六分灸五壮

三分亦可疑矣不针可也

後脚上七寸踹中央不刺铜人千金皆云禁针明堂乃云针

明云在胫後从脚眼後到上七寸踹中央陷中针三分千云

《明》云：在胫后，从脚跟后到上七寸踹中央陷中。针三分。《千》云：从脚上七寸踹中央不刺。《铜人》《千金》皆云禁针。《明堂》乃云：针三分亦可。疑矣，不针可也。

合阳二穴：在膝约纹中央下二寸。《千》作三寸。针六分，灸五壮。

委中二穴：土也。在腘中央约纹中动脉。今付委中者，血郄也。热病汗不出，足热厥逆满，膝不得屈伸，取其经血，立愈。《明》云：甄权云在曲瞅内两筋骨中宛宛是，令人面挺腹地而取之。针八分。《甲乙》云：针五分，灸三壮。《素注》：在足膝后屈处，腘中央约纹中。又《骨空论》云：在膝解后曲脚中，背面取之。

委阳二穴：三焦下辅腧也。在足太阳后，出于腘中，外廉两筋间，屈伸取之，扶承下六寸。灸三壮，针七分。《素注》：在足腘中外廉两筋间。《千》云：足太阳前，少阳后。

浮郄二穴：在委阳上一寸，展膝得之。灸三壮，针五分。

殷门二穴：在肉郄下六寸。针七分。

扶承二穴：一名肉郄，一名阴关，一名皮部。在尻臀下股阴冲上纹中。针七分。《明下》云：灸三壮。《千》云：在尻臀下股阴下纹中。一云：尻臀下横纹中。

以上诸经穴，皆依《铜人》经次第而编。《明堂》上下经有穴而《铜人》不载，亦或附入。惟有其穴而无其名者，无虑数十穴不编。当各依本经所说而针灸之，不可泥此经之无穴名而不针灸。扁鹊灸鬼邪凡十三穴，与《铜人明堂》同，而其名却异，故不编入。许希针经之穴，既与诸经不同，其名又异。如兴龙穴之类是已，亦不附入者。不欲以人之私名，乱诸经之旧穴，以滋后学者惑也。

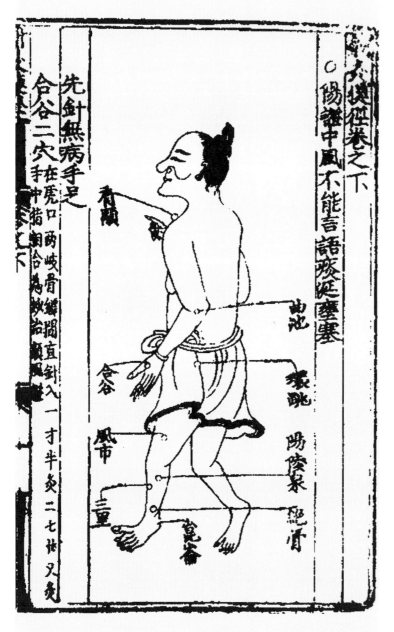

针灸捷径卷之下

阳证中风，不能言语，痰涎壅塞

(穴图见左)①

先针无病手足。

合谷二穴：在虎口两歧骨罅间，直针入一寸半，灸二七壮，又灸手中指相合，为救治颠风证。

---

①此图题原无，校订者为方便阅读而补出，下同。

曲池二穴：在肘内辅骨屈肘起灸穴。直针入一寸，半灸三七壮，治半身不遂。

肩髃二穴：在肩端上穴，骨缝间，举手陷中。直刺入二寸半，针五七壮，主肩胛痛。

环跳二穴：在臀枢内砚子骨后一指陷中，直针入四寸，灸五七壮。

风市二穴：在脐上侧七寸，两筋间陷中，垂手中指尾点到处是穴。尤针二寸半，灸三七壮。

阳陵泉穴：在膝外辅骨下一指陷踝空，是横对阴陵泉。针灸三七壮，不针。

足三里穴：在膝下三寸大骨外大筋内举足陷中是穴。针入二寸半，灸五七壮。

绝骨二穴：在足外踝上三寸，从针对三阴交穴。灸三七壮。

昆仑二穴：在足外踝骨尖后陷中，横针对吕细穴，灸三七壮。主偏风。

阴症中风，痹厥偏枯，筋脉拘挛

先针无病手足。

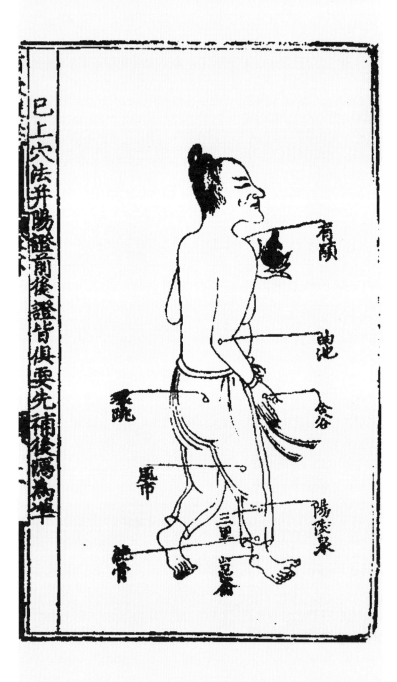

（穴图见左）

以上穴法并阳证、前后证皆俱要先补后泻为准。

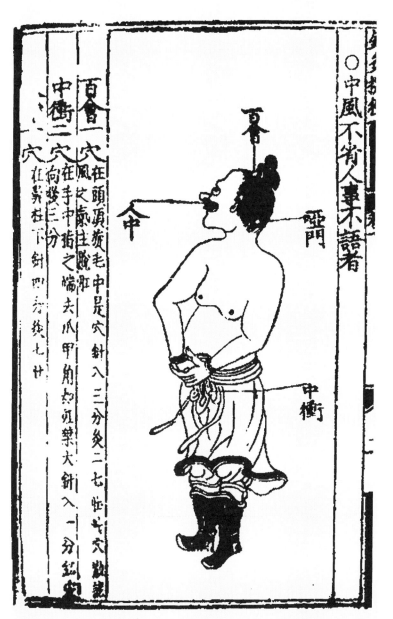

中风不省人事、不语者

（穴图见左）

百会一穴：在头项旋毛中是穴。针入三分，灸二七壮。此穴散诸风之气，主脱肛。

中冲二穴：在手中指之端，去爪甲角如韭叶，大针入一分，针尖向后三分。

人中①一穴：在鼻柱下，针四分，灸七壮。

---

①人中：底本版蚀缺字，据《窦太师流注指要赋》补。

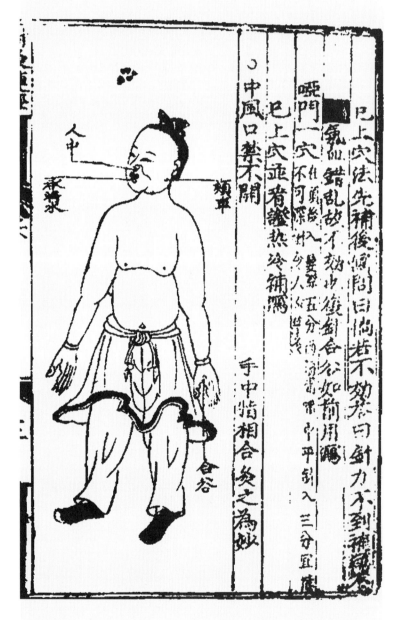

以上穴法，先补后泻。问曰：倘若不效。答曰：针刀不到，补泻不明①，气血错乱，故不效也。复针合谷，如前用泻。

哑门一穴：在项后，入发际五分，两分前陷中。平针入三分，宜补不可深刺，令人哑，禁灸。

以上穴并看证热冷补泻。

中风口禁不开

（穴图见左）

手中指相合，灸之为妙。

①补泻不明："泻""明"二字漫漶、版蚀，据下文"中风左瘫右痪"文补。

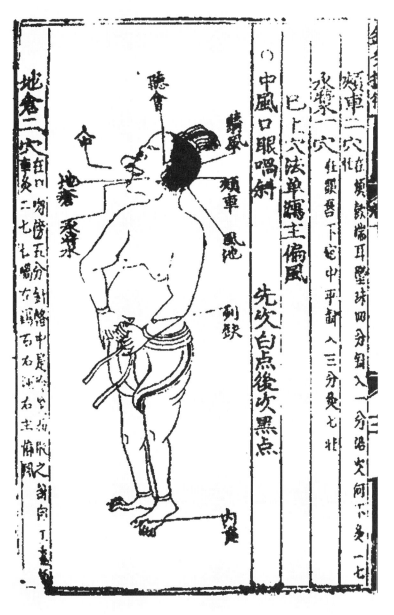

颊车二穴：在烦饮喘。耳坠珠四分，针入一分，沿穴何不灸一七壮。

水浆一穴：在颐唇下宛中平，针入三分，灸七壮。

以上穴法单泻，主偏风。

中风口眼㖞斜

(穴图见左)

先次白点，后次黑点。

地仓二穴：在口吻旁五分，针络中是。冷笑而取之，针向下透颊车，灸二七壮，㖞左泻右，右泻右，主偏风。

听会二穴：在耳微前陷中，上关下一寸动脉宛宛中，张口得之，针七分，灸五壮。

以上穴法针效，或一月再发，何也？答曰：此乃饮食不节，冒犯房事，劳伤气血，痰饮复生，风涎灌注，故复发作。可刺后穴。

翳风二穴：在耳后尖角陷中，按之耳痛，针七分，灸七壮。

列缺二穴：在手则宛上三寸，叉手食指头尽处是穴，针入二分，灸七壮。

风池二穴：在脑后发发际陷中，针入二分，灸二七壮。

内庭二穴：在足大指次指外间陷中，灸三壮，针三分，单泻。

以上穴法看证补泻。

中风半身不遂

先白点后黑点。

（穴图见左）

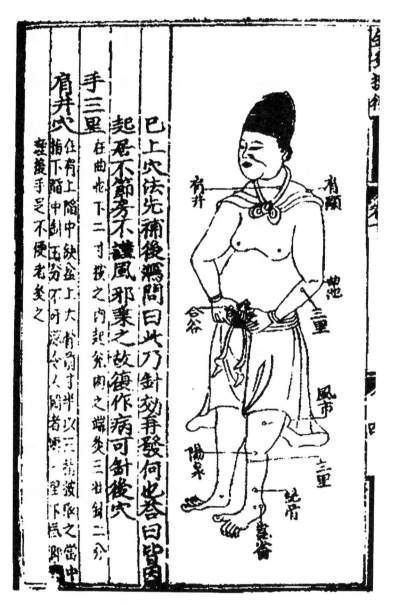

以上穴法先补后泻，问曰：此乃针效，再发何也？答曰：皆因起居不节，房不谨，风邪乘之，故复作病。可针灸后穴。

手三里：在曲池下二寸，按之肉起，兑肉之端，灸三壮，针二分。

肩井穴：在肩上陷中，缺盆上大骨前寸半，以三指按取之，当中指下陷中，针五分，不可深。令人闷者，速三里下气即复，产后手足不便者灸之。

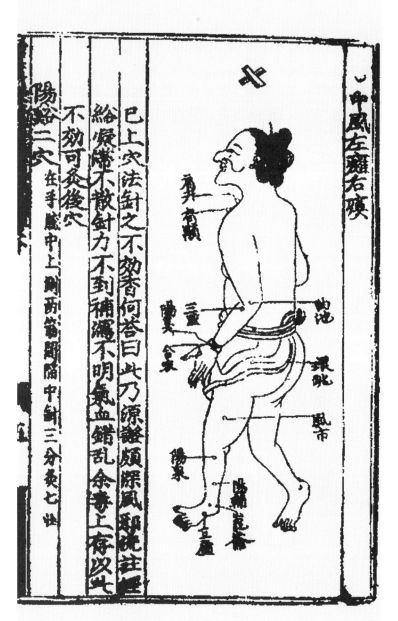

中风左瘫右痪

（穴图见左）

以上穴法针之不效者何？答曰：此乃源证颇深，风邪流注，经络凝滞不散，针力不到，补泻不明，气血错乱，余毒上存，以此不效，可灸后穴。

阳溪二穴：在手腕中上侧两节间陷中，针三分，灸七壮。

阳辅二穴：在足外踝背上四寸，辅骨前绝骨端，去丘墟七寸，灸三壮，针五分。

丘墟二穴：在足外踝下如前陷中，去临泣三寸，灸三壮，针五分。

论风痓之证

其状腰脊强、角弓反张。

（穴图见左）

风府一穴：在项[1]后发际上一寸，大筋内宛宛中疾言其肉立起，言休立下，禁灸。令人失音，宜针三分，又，舌缓，针风府。

风门二穴：在脊二椎下两旁各一寸半，针五分，灸五壮。

---

① 项：底本版蚀，据《黄帝明堂灸经》卷中补。

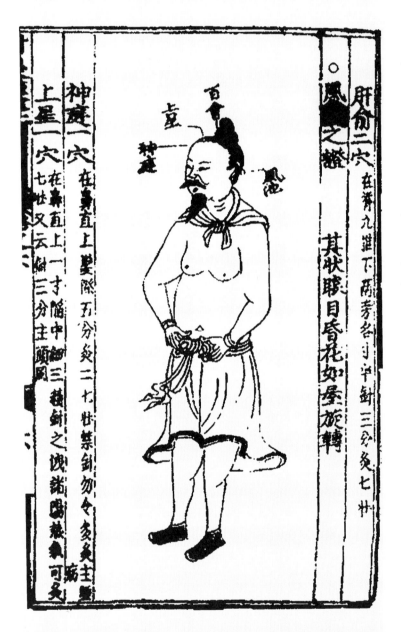

肝俞二穴：在脊九椎下两旁各寸半，针三分，灸七壮。

风眩之证

其状眼目昏花，如屋旋转。

（穴图见左）

神庭一穴：在鼻直上发际五分，灸二七壮，禁针，勿令多灸。主狂病。

上星一穴：在鼻直上一寸陷中，细三棱针之，泄诸阳热气，可灸七壮。又云：针三分，主头风。

风劳之证

如其状身体烦痛，如发劳相似。

（穴图见左）

百劳一穴：背部第一椎尖是穴，平针三分，灸二七壮。主五劳伤病。

大杼二穴：在项后第一椎下，两旁相去各一寸半陷中，针五分，可灸七壮也。

三间二穴：在手大指、次指本节后内侧，指交缝尖是穴。灸三壮，针三分耳。

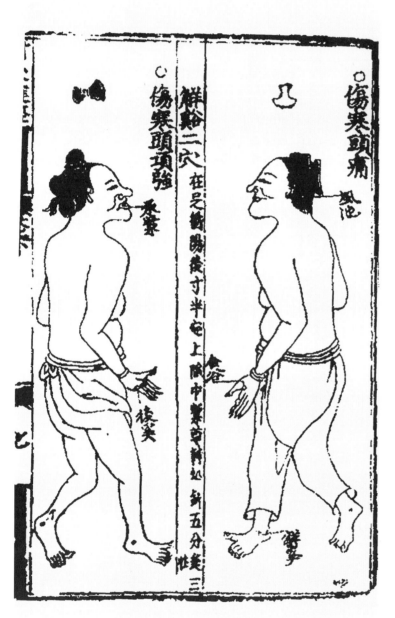

伤寒头痛

（穴图见左）

解溪二穴：在足冲阳后寸半宛上陷中，系草鞋处，针五分，灸三壮。

伤寒头痛项强

（穴图见左）

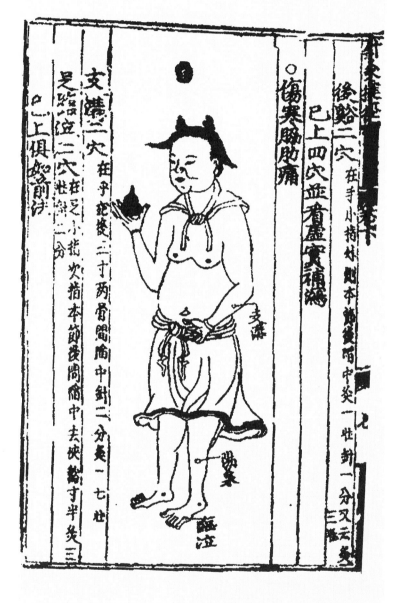

后溪二穴：在手小指外侧本节后陷中，灸一壮，针一分。又云：灸三壮。

以上四穴，并看虚实补泻。

伤寒胁肋痛

(穴图见左)

支沟二穴：在手宛后三寸两骨间陷中，针二分，灸一七壮。

足临泣二穴：在足小指、次指本节后间陷中，去侠溪寸半。灸三壮，针二分。

以上俱如前法。

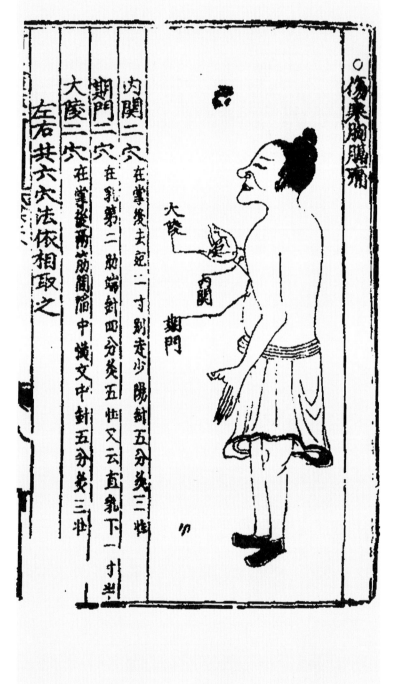

伤寒胸膈痛

（穴图见左）

内关二穴：在掌后去宛二寸别走少阳，针五分，灸三壮。

期门二穴：在乳第二肋端，针四分，灸五壮。又云：直乳下一寸半。

大陵二穴：在掌后两筋间陷中横纹中，针五分，灸三壮。

左右共六穴法，依相取之。

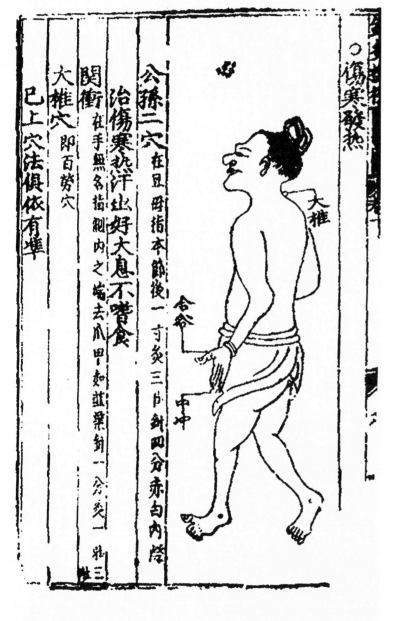

伤寒发热

(穴图见左)

公孙二穴：在足拇指本节后一寸，灸三壮，针四分，赤白肉际。

治伤寒热汗出，好大息，不嗜食。

关冲：在手无名指侧内之端，去爪甲如韭叶，针一分，灸一壮、三壮。

大椎穴：即百劳穴。

以上穴法，俱依有准。

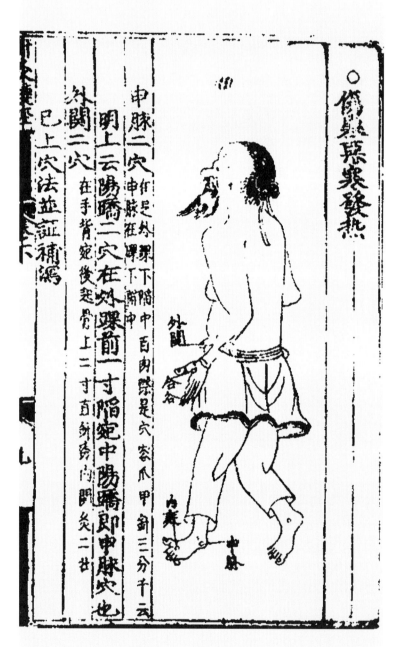

伤寒恶寒发热

（穴图见左）

申脉二穴：在足外踝下陷中白肉际是穴，容爪甲，针三分。《千》云：申脉在踝下陷中。

《明上》云：阳跷二穴，在外踝前一寸陷宛中。阳跷即申脉穴也。

外关二穴：在手背宛后起骨上二寸，直针透内关，灸二壮。

以上穴法，并证补泻。

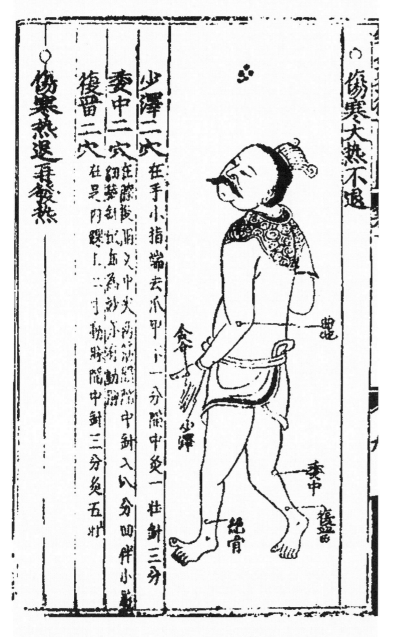

伤寒大热不退

（穴图见左）

少泽二穴：在手小指端去爪甲下一分陷中，灸一壮，针三分。

委中二穴：在膝后腘纹中央，两筋间陷中，针入八分四，伴小点，细棱针出血为妙，亦有动脉。

复溜二穴：在足内踝上二寸，动脉陷中，针三分，灸五壮。

伤寒热退再发热

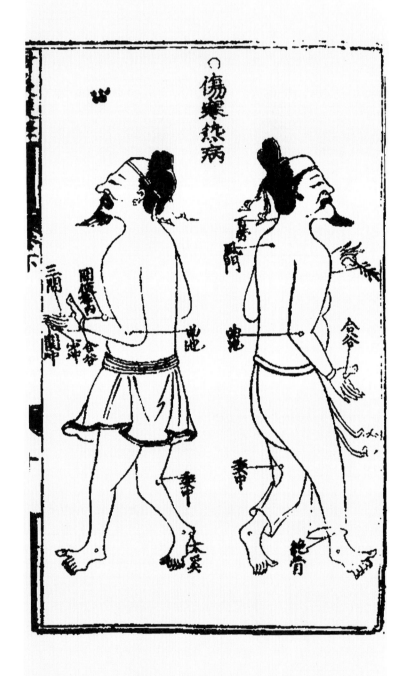

伤寒热病

（穴图见左）

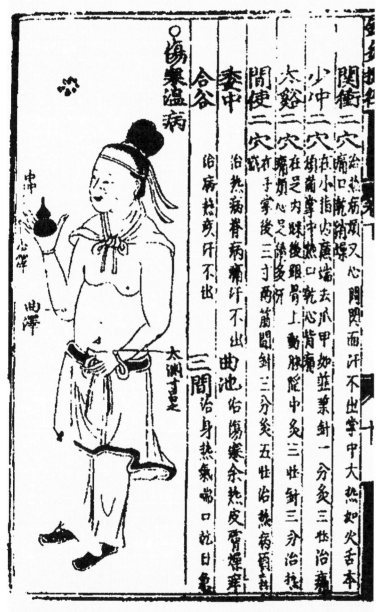

关冲二穴：治热病烦，又心闷闷而汗不出，掌中大热如火舌本痛，口干消躁。

少冲二穴：在小指内廉端，去爪甲如韭叶，针一分，灸三壮。治痛烦满，掌中热，口干心背痛。

太溪二穴：在足内踝后跟骨上动脉陷中，灸三壮，针三分。治热痛烦心，足热多汗。

间使二穴：在手掌后三寸两筋间，针三分，灸五壮。治热病烦，喜哕。

委中：治热病脊病痛汗不出。

曲池：治伤寒余热皮肤燥痒。

合谷：治病热疾，汗不出。

三间：治身热，气喘，口干日急。

伤寒温病

(穴图见左)

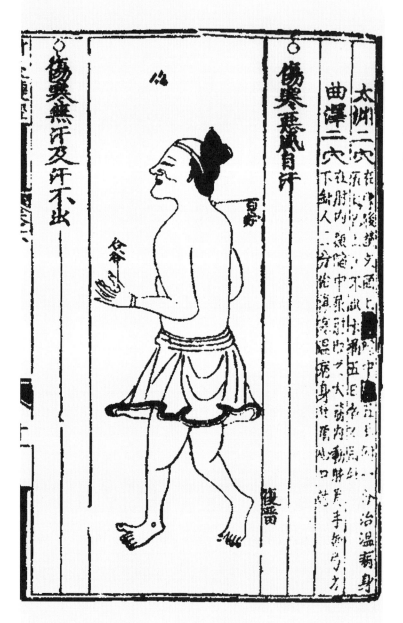

太渊二穴：在掌后横纹头上陷中，灸五壮，针一分。治温病身热，五日以上汗不出。未满五日者，不用针。

曲泽二穴：在肘内廉陷中，屈肘取之，大筋内动脉应手如弓方下针，入三分。治伤寒温病身热，烦心口渴。

伤寒恶风自汗
（穴图见左）

伤寒无汗及汗不出

中国
针灸 | 大成 | 一〇八

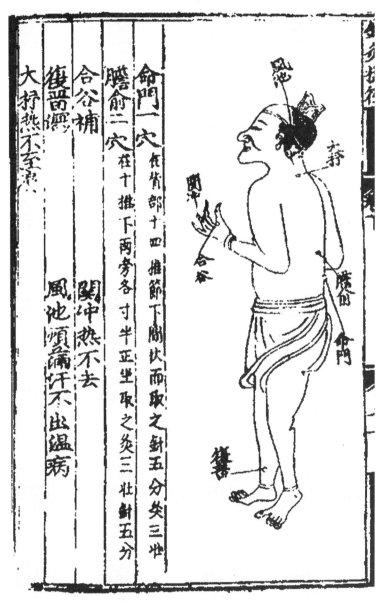

命門一穴 在背部十四椎節下陷中伏而取之針五分灸三壯

膽俞二穴 在十椎下兩旁各寸半正坐取之灸三壯針五分

合谷補

復溜瀉

大杼熱不至肩

關冲熱不去

風池煩痛汗不出溫病

命门一穴：在背部十四椎节下间，伏而取之，针五分，灸三壮。

胆俞二穴：在十椎下两旁各寸半，正坐取之，灸三壮，针五分。

合谷：补。

关冲：热不去。

复溜：泻。

风池：烦痛，汗不出，温病。

大杼：热不至肩。

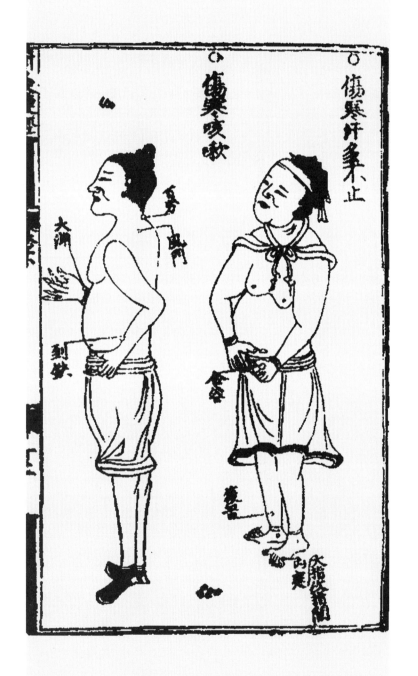

伤寒汗多不止
（穴图见左）

伤寒咳嗽
（穴图见左）

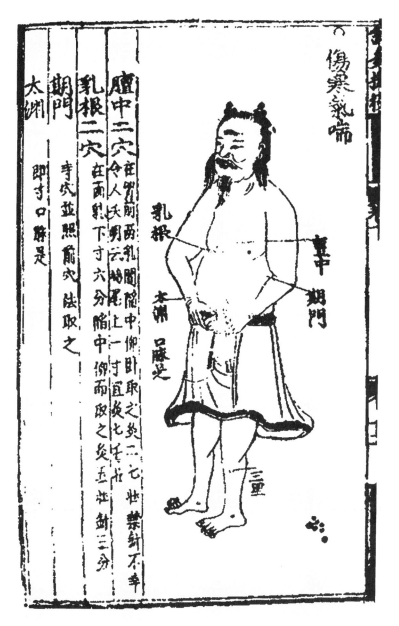

伤寒气喘

(穴图见左)

膻中二穴：在胸前两乳间陷中，仰卧取之，灸二七壮，禁针，不幸令人夭。《明》云：鸠尾上一寸。宜灸七七壮。

乳根二穴：在两乳下寸六分陷中，仰而取之，灸五壮，针三分。

期门等穴：并照前穴法取之。

太渊：即寸口脉是。

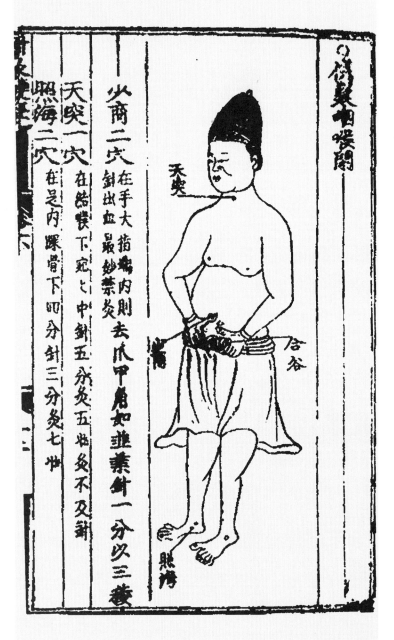

伤寒咽喉闭

（穴图见左）

少商二穴：在手大指端内则，去爪甲角如韭叶。针一分，以三棱针出血最妙，禁灸。

天突一穴：在结喉下宛宛中，针五分，灸五壮，灸不及针。

照海二穴：在足内踝骨下四分，针三分，灸七壮。

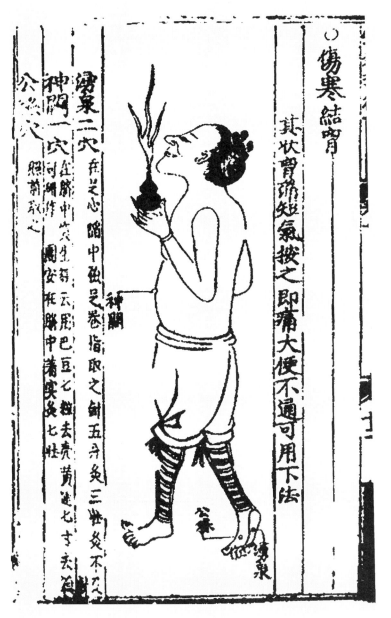

伤寒结胸

其状胸满短气，按之即痛，大便不通，可用下法。

(穴图见左)

涌泉二穴：在足心陷中，屈足卷指取之，针五分，灸三壮，灸不及针。

神门一穴：在脐中。《资生经》云：用巴豆七粒，去壳，黄连七寸，去须，可研作一团，安在脐中着实，灸七壮。

公孙穴：照前取之。

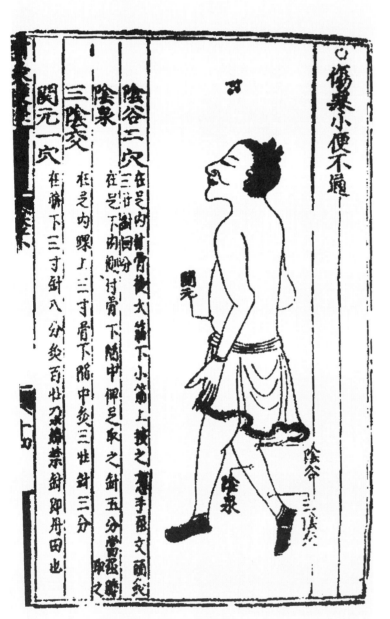

伤寒小便不通

（穴图见左）

阴谷二穴：在足内付骨后，大筋下、小筋上，按之应手，屈文头，灸三壮，针四分。

阴泉：在足下内侧付骨下陷中，伸足取之，针五分，当屈膝取之。

三阴交：在足内踝上三寸骨下陷中，灸三壮，针三分。

关元一穴：在脐下三寸，针八分，灸百壮，孕妇禁针。即丹田也。

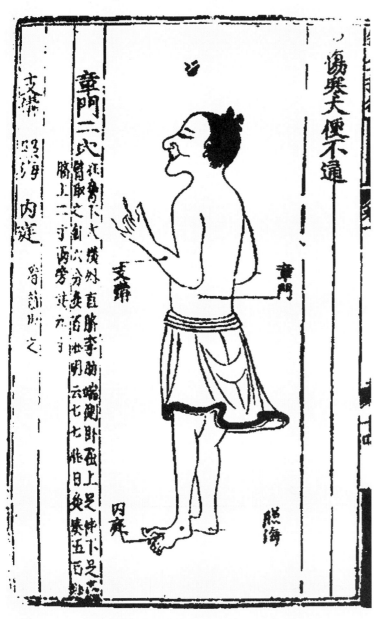

伤寒大便不通

（穴图见左）

章门二穴：在胸下大横外，直脐季肋端。侧卧，屈上足、伸下足，举臂取之。针六分，灸百壮。《明》云：七七壮，日灸至五百壮，脐上二寸两旁共九寸。

支沟、照海、内庭：看前取之。

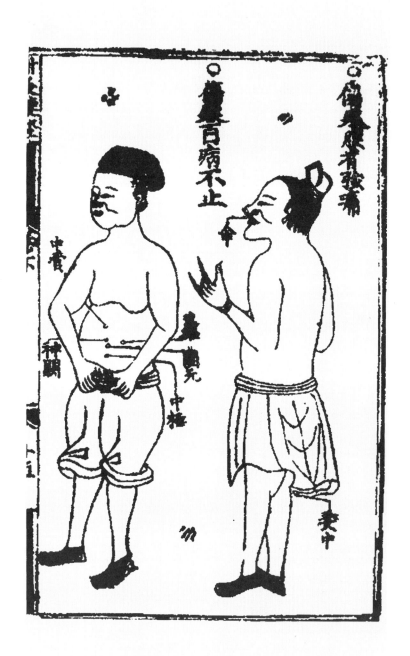

伤寒腰脊强痛

（穴图见左）

伤寒百病不止

（穴图见左）

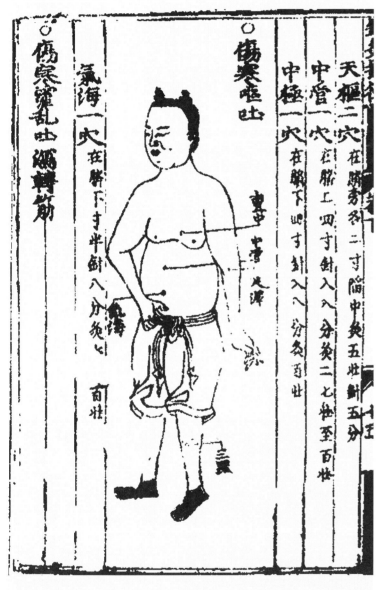

天枢二穴：在脐旁各二寸陷中，灸五壮，针五分。

中管一穴：在脐上四寸，针入八分，灸二七壮至百壮。

中极一穴：在脐下四寸，针入八分，灸百壮。

伤寒呕吐

（穴图见左）

气海一穴：在脐下寸半，针八分，灸七壮[1]、百壮。

伤寒霍乱，吐泻转筋

<hr />

[1] 七壮：底本版蚀缺字，据《太平圣惠方》卷一〇〇引《明堂》补。

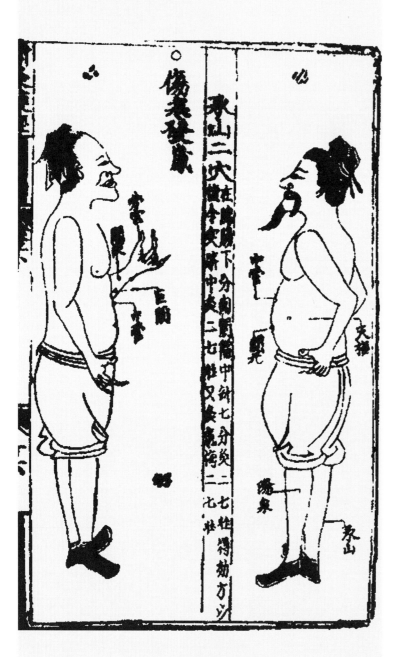

（穴图见左）

承山二穴：在腨肠下分肉间陷中。针七分，灸二七壮。《得效方》：以盐令实脐中，灸二七壮。又，灸气海二七壮。

伤寒发哕

（穴图见左）

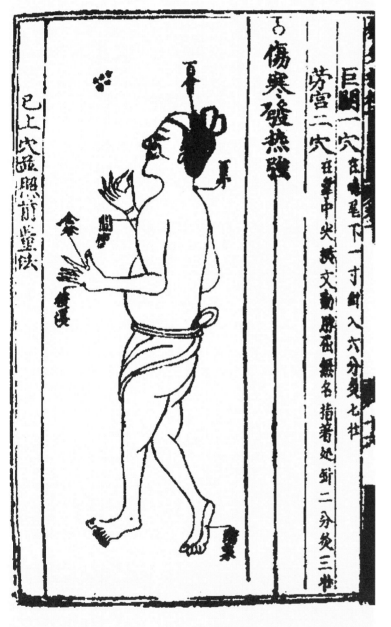

巨阙一穴：在鸠尾下一寸，针入六分，灸七壮。

劳宫二穴：在掌中央横纹动脉，屈无名指著处，针二分，灸三壮。

伤寒发热强

(穴图见左)

以上穴并照前量法。

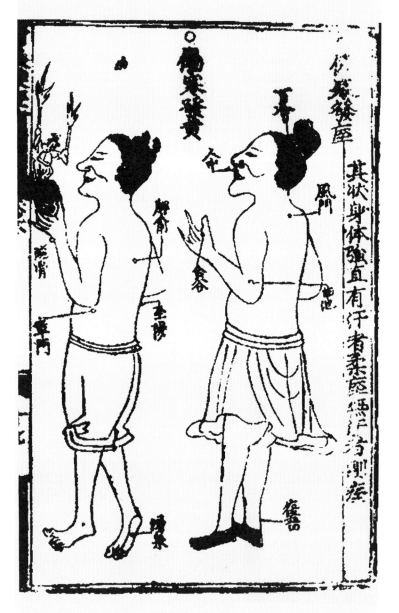

其状身体强直，有汗者柔痓，无汗者刚痓。

伤寒发痓

（穴图见左）

伤寒发黄

（穴图见左）

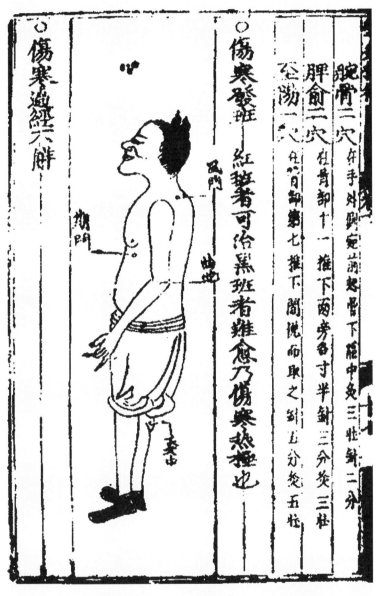

腕骨二穴：在手外侧宛前起骨下陷中，灸三壮，针二分。

脾俞二穴：在背部十一椎下两旁各寸半，针三分，灸三壮。

至阳一穴：在背部第七椎下间，俯而取之，针五分，灸五壮。

伤寒发斑

红斑者可治，黑斑者难愈，乃伤寒热极也。

（穴图见左）

伤寒过经不解

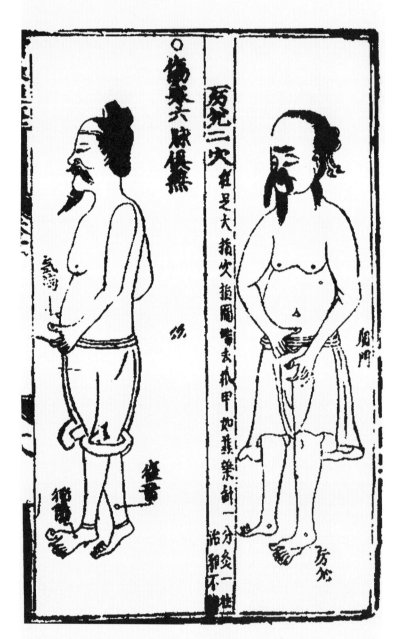

（穴图见左）

厉兑二穴：在足大指、次指间端，去爪甲如韭叶，针一分，灸一壮。治邪不□。

伤寒六脉俱无

（穴图见左）

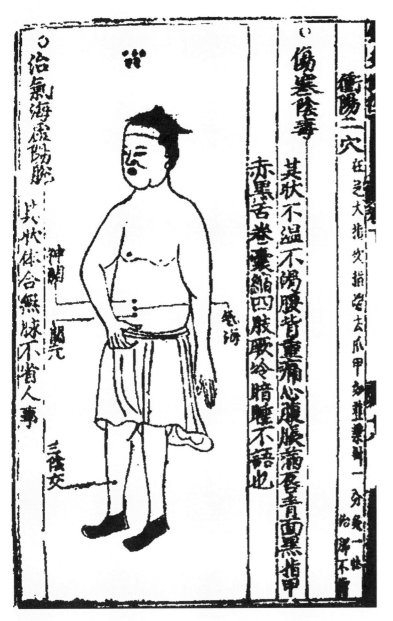

冲阳二穴：在足大指、次指端去爪甲如韭叶。针一分，灸一壮。治邪不□。

伤寒阴毒

其状不温不渴，腰背重痛，心腹胀满，唇青面黑，指甲赤黑，舌卷囊缩，四指厥冷，暗睡不语也。

（穴图见左）

治气海虚阳脱

其状体合无脉，不省人事。

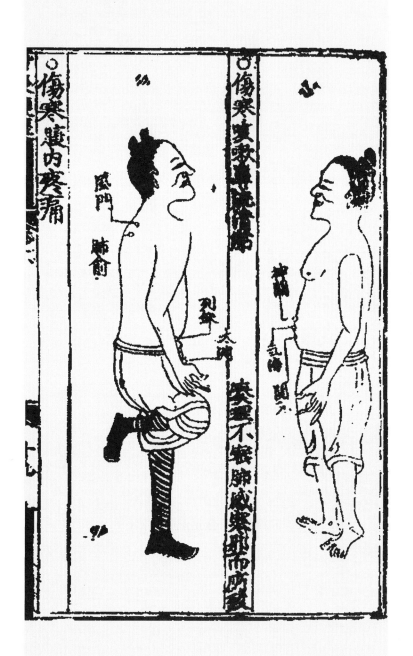

（穴图见左）

伤寒咳嗽，鼻流清涕。

腠理不密，肺感寒邪而所致。

（穴图见左）

伤寒腹内疼痛

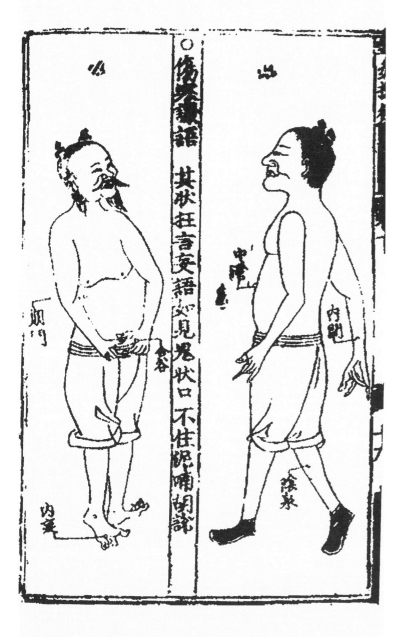

（穴图见左）

伤寒谵语

其状狂言妄语，如见鬼状，口
不住呢喃胡说。

（穴图见左）

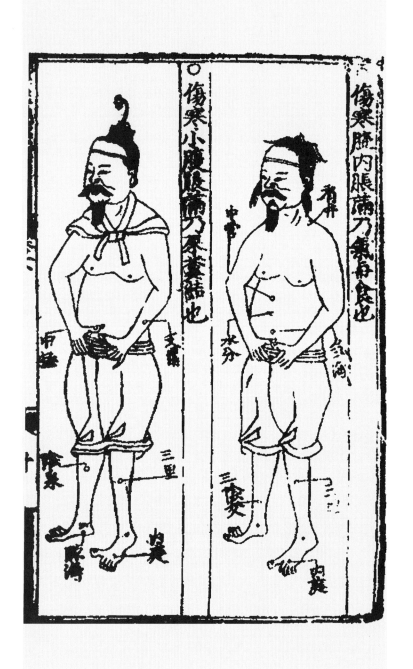

伤寒脐内胀满

乃气与食也。

（穴图见左）

伤寒小腹胀满

乃尿粪结也。

（穴图见左）

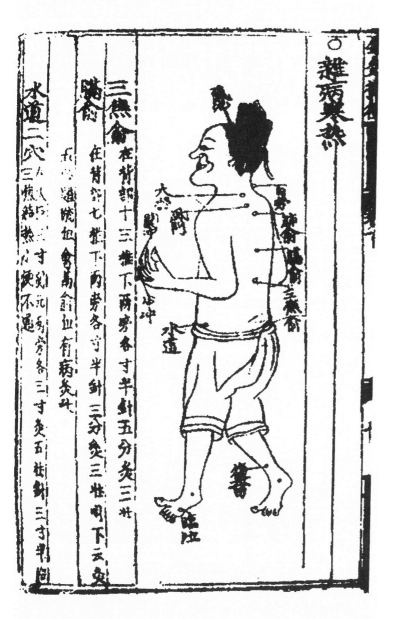

杂病寒热

(穴图见左)

三焦俞：在背部十三椎下两旁各寸半，针五分，灸三壮。

膈俞：在背部七椎下两旁各寸半，针三分，灸三壮。《明下》云：灸五壮。《难疏》：血会膈俞，血有病灸此。

水道二穴：在大巨三寸，关元两旁各三寸，灸五壮，针三寸半，治三焦结热，小便不通。

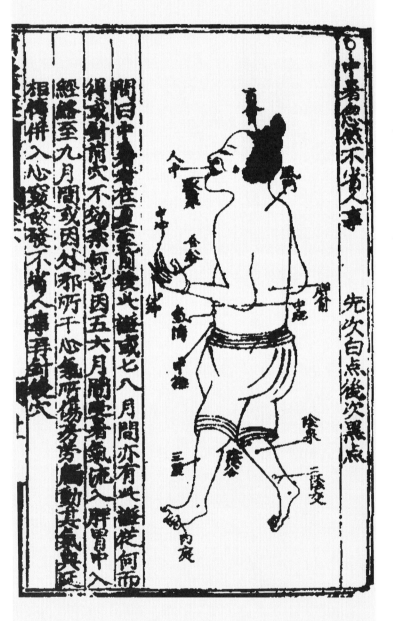

中暑忽然不省人事

先次白点，后次黑点。

（穴图见左）

间曰：中暑者在夏至前后，此证或七八月间亦有，此证从何而得？或针前穴，不效奈何？皆因五六月间受暑气，流入脾胃中，入经络，至九月间或因外邪所干，心气所伤，房劳触动其气，与涎相传，并入心窍，故发不省人事。得针后穴。

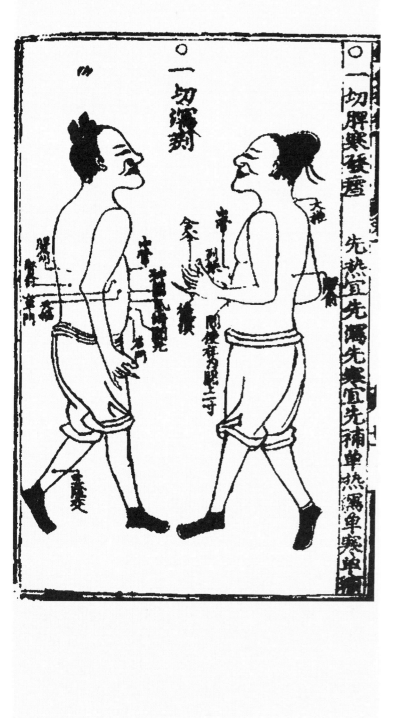

一切脾寒发疟

先热宜先泻，先寒宜先补，单热泻，单寒单补。

（穴图见左）

一切泻痢

（穴图见左）

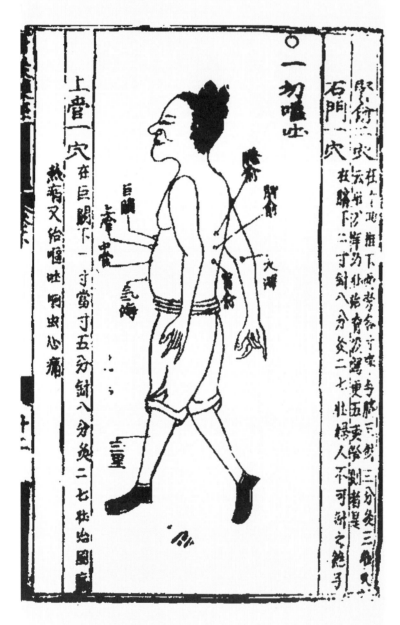

肾俞二穴：在十四椎下两旁各寸半，与脐平。针三分，灸三壮。又云：壮灸年为壮，治脊及泻五更发，则者是。

石门一穴：在脐下二寸。针八分，灸二七壮。妇人不可针之，绝子。

一切呕吐

（穴图见左）

上管一穴：在巨阙下一寸，当寸五分。针八分，灸二七壮。治风病、热病。又治呕吐，蛔虫心痛。

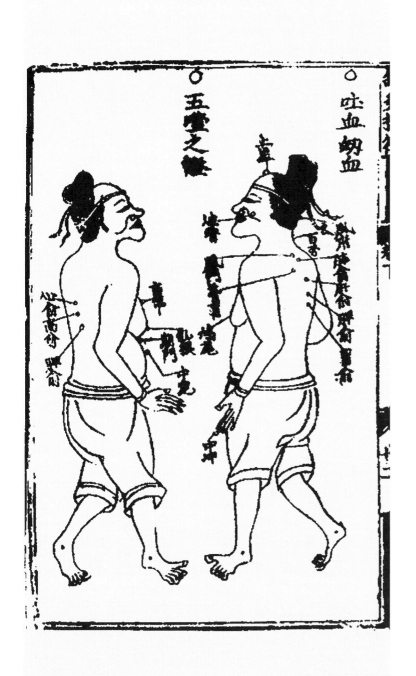

吐血衄血

（穴图见左）

五噎之证

（穴图见左）

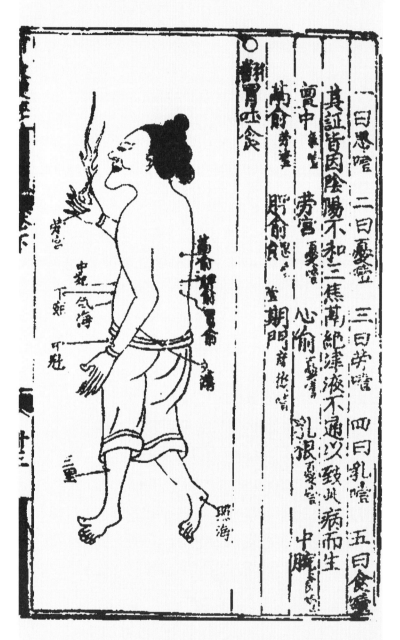

一曰思噎，二曰忧噎，三曰劳噎，四曰乳噎，五曰食噎。其证皆因阴阳不和，三焦隔绝，津液不通，以致此病而生。

膻中气噎　劳宫忧噎　心俞忧噎
乳根忧噎　中脘食噎　膈俞劳噎
脾俞思噎、食噎　期门产后噎

翻胃吐食

（穴图见左）

问曰：此证从何而得？答曰：
非一失，胃者水谷之海，日受其新，
以易其陈，一日一便乃常度也。今
反胃者是饮食不化，入腹返出，皆
因酒色过多，饮食不节，劳于脾胃，
或优思恚气结，盘缚于胃，以致腑
寒气虚，不能腐烂谷食，则津液涸
燥，前后闭塞，气不下通食反上行，
或即时而吐，或隔日而吐，或二三
日方吐，此乃绝胃枯三阳热结于下
所致。即时而吐者可治二三日者不
治，复刺后穴。

中魁一穴：在手腕中上侧两筋间陷
中，针三分，灸二壮。

下脘一穴：在脐上二寸，针八分，
灸二七壮。

又法：治翻胃证。

从大椎骨起，将二十四节骨讨
白纸剪四方，当三钱大，将纸贴大
骨上，看那一节纸干便灸，两旁各
寸半，灸二七壮。

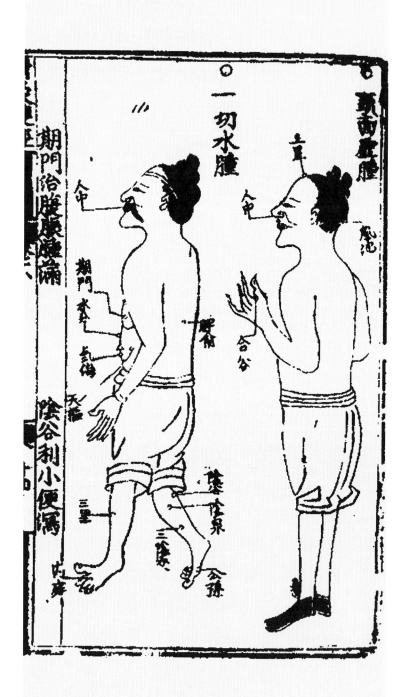

头面虚肿

（穴图见左）

一切水肿

（穴图见左）

期门：治腹胀肿满。

阴谷：利小便，泻。

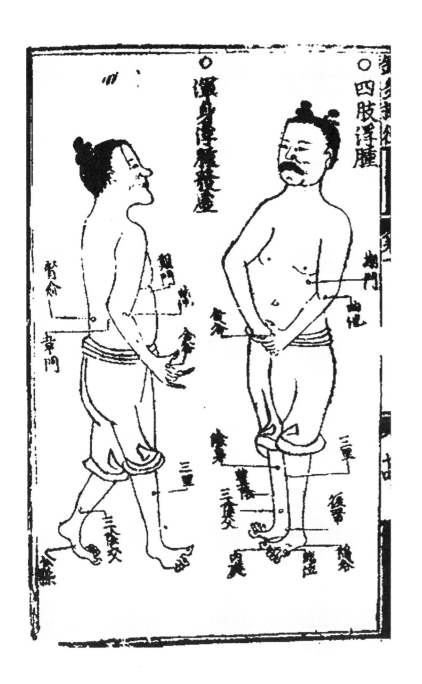

四肢浮肿

(穴图见左)

浑身浮肿发虚

(穴图见左)

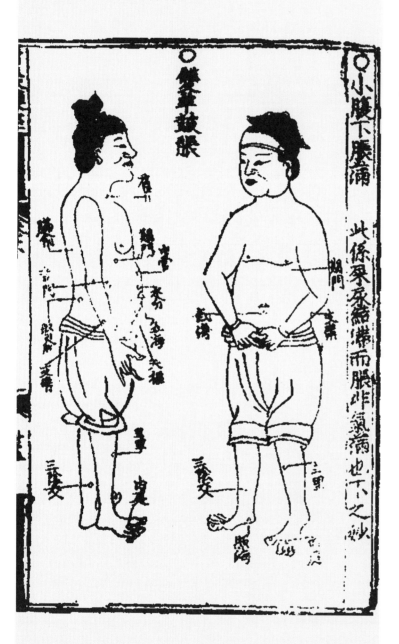

小腹下胀满

此系屎尿结滞而胀，非气满也，
下之妙。

（穴图见左）

双单鼓胀

（穴图见左）

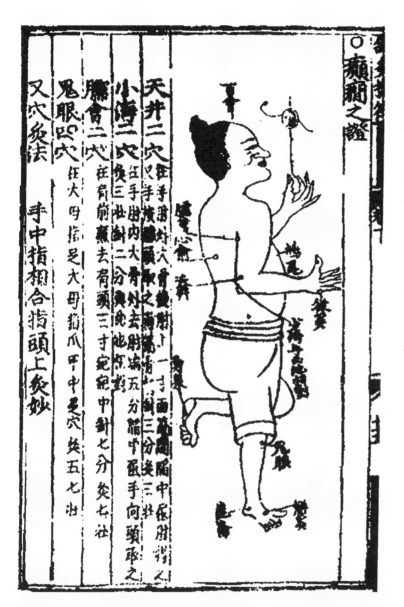

癫痫之证

（穴图见左）

天井二穴：在手肘外大骨后，肘上一寸两筋间陷中，屈肘得之，又手按膝头取之，两筋骨间，针三分，灸三壮。

小海二穴：在手肘内大骨外，去肘端五分陷中，屈手向头取之。灸三壮，针二分，与曲池相对。

臑会二穴：在肩前廉去肩头三寸宛宛中，针七分，灸七壮。

鬼眼四穴：在大拇指、足大拇指爪甲中是穴，灸五七壮。

又穴灸法：手中指相合，指头上灸妙。

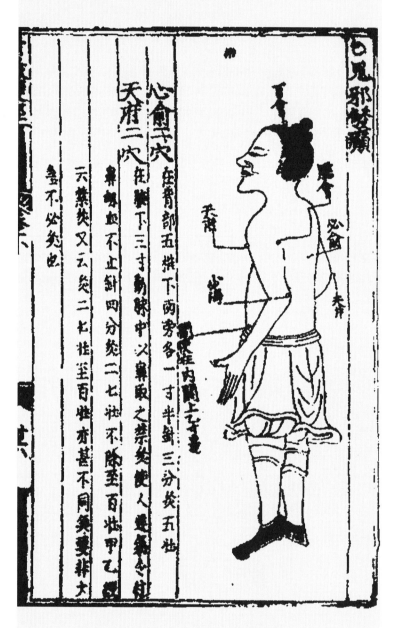

鬼邪发癫

（穴图见左）

心俞二穴：在背部五椎下两旁各一寸半，针三分，灸五壮。

天府二穴：在腋下三寸动脉中，以鼻取之。禁灸，使人逆气。今附：鼻衄血不止，针四分，灸二七壮。不除，至百壮。《甲乙经》云：禁灸。又云：灸二七壮至百壮。亦甚不同矣。要非大急，不必灸也。

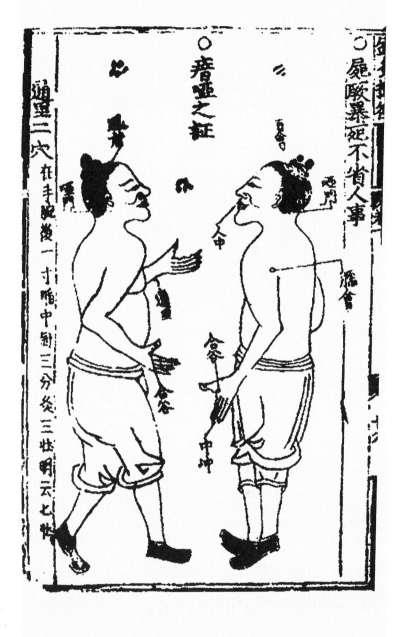

尸厥，暴死不省人事

（穴图见左）

喑哑之证

（穴图见左）

通里二穴：在手腕后一寸陷中，针三分，灸三壮。《明》云：七壮。

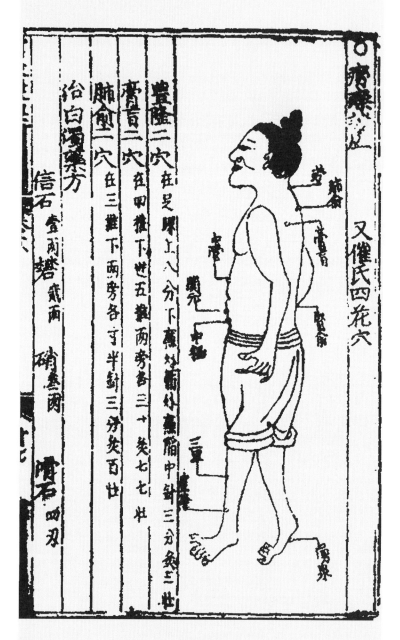

劳瘵传尸

又，崔氏四花穴。

（穴图见左）

丰隆二穴：在足踝上八分下廉外骱外廉陷中。针三分，灸三壮。

膏肓二穴：在四椎下，进五椎两旁。各三十灸，七七壮。

肺俞二穴：在三椎下两旁各寸半。针三分，灸百壮。

治白浊药方

信石一两，矾二两，硝三两，滑石四两。

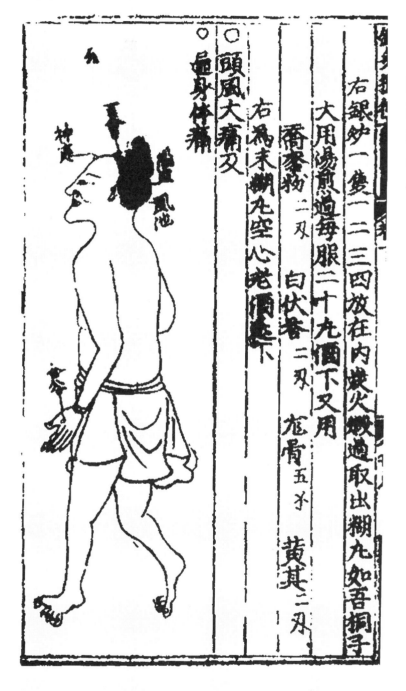

头风大痛及遍身体痛

上银炉一只，一二三四放在内，炭火煅过，取出糊丸，如梧桐子大。用汤煎过，每服二十丸，酒下。又用 荞麦粉二两，白茯苓二两，龙骨五钱，黄芪二两，右为末，糊丸。空心老酒送下。

头风大痛及遍身体痛

（穴图见左）

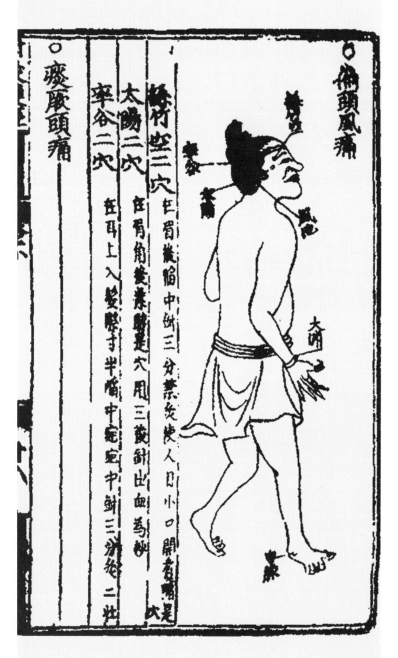

偏头风痛

（穴图见左）

丝竹空二穴：在眉后陷中。针三分，禁灸，使人目小。口开有陷是穴。

太阳二穴：在眉角后紫脉是穴。用三棱针出血为妙。

率谷二穴：在耳上入发际寸半陷中宛宛中。针三分，灸二壮。

痰厥头痛

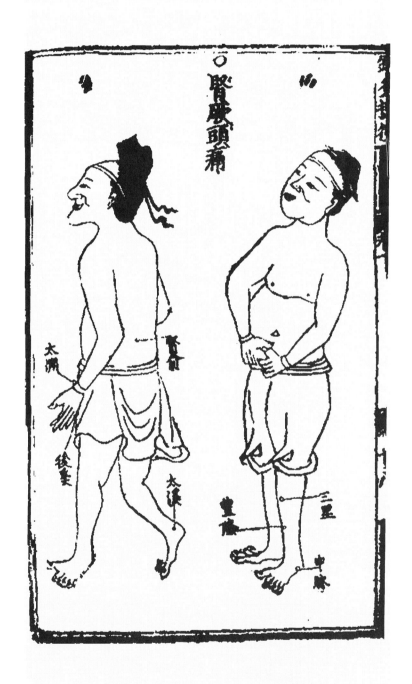

肾厥头痛

（穴图见左）

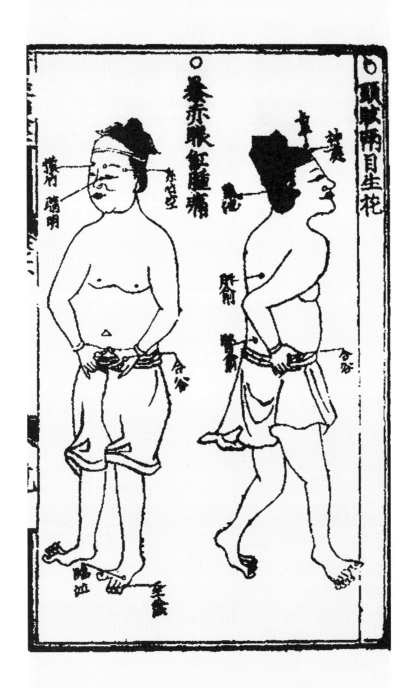

头眩两目生花

（穴图见左）

暴赤眼红肿痛

（穴图见左）

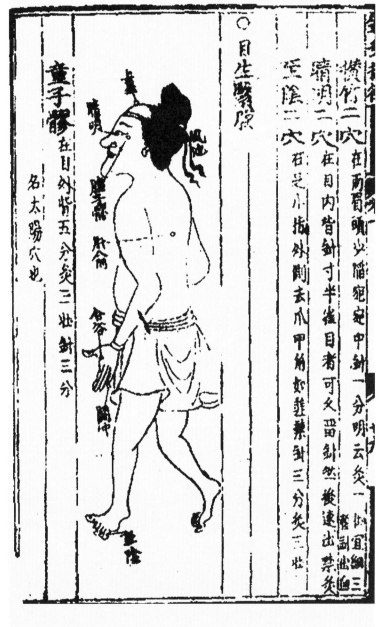

攒竹二穴：在两眉头尖陷宛宛中。针一分。《明》云：灸一壮，宜细三棱针出血。

晴明二穴：在目内眦针寸半。雀目者，可久留针，然后速出。禁灸。

至阴二穴：右足小指外侧去爪甲角如韭叶。针三分，灸三壮。

目生翳膜

（穴图见左）

瞳子髎：在目外眦五分，灸三壮，针三分。名太阳穴也。

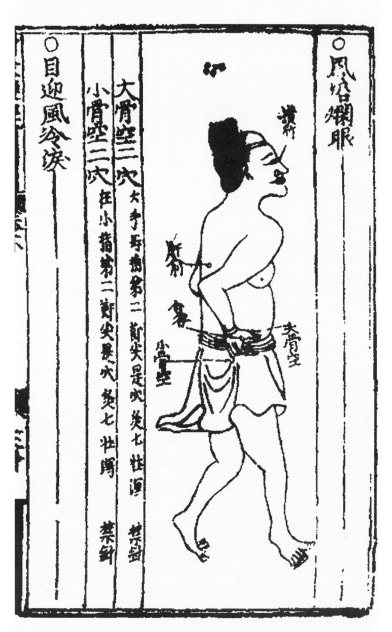

○風沿爛眼

大骨空二穴：大手母指第二節尖是穴。灸七壯瀉。禁針

小骨空二穴：在小指第二節尖是穴。灸七壯瀉。禁針

○目迎風冷淚

风沿烂眼

（穴图见左）

大骨空二穴：大手拇指第二节尖是穴。灸七壮，泻。禁针。

小骨空二穴：在小指第二节尖是穴。灸七壮，泻。禁针。

目迎风冷泪

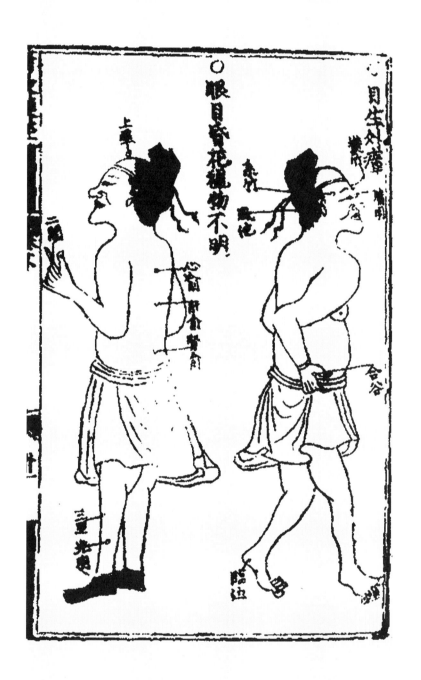

目生外障

（穴图见左）

眼目昏花，视物不明

（穴图见左）

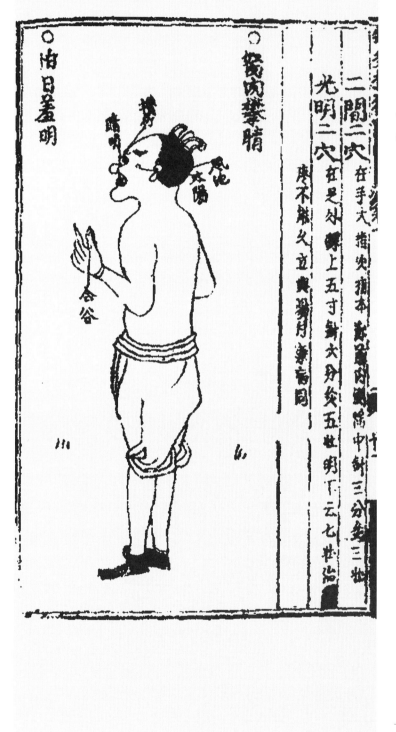

二间二穴：在手大指、次指本节前内侧陷中，针三分，灸三壮。

光明二穴：在足外踝上五寸。针六分，灸五壮。《明下》云：七壮，治骱[1]疼不能久立，与阳付疗病同。

胬肉攀睛

（穴图见左）

怕日羞明

---

①骱：底本版蚀，据《针灸资生经》卷一补。

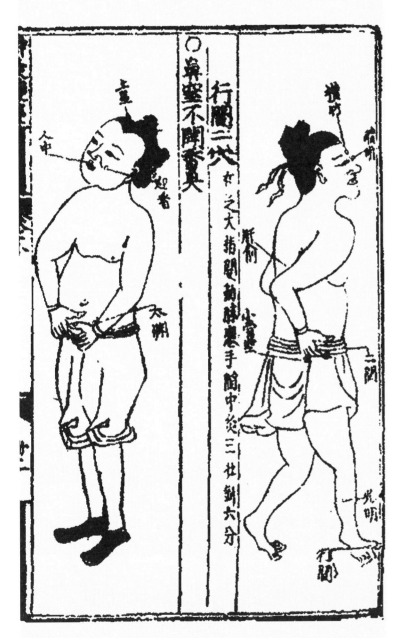

（穴图见左）

行间二穴：在足大指间，动脉应手陷中。灸三壮，针六分。

鼻窒不闻香臭

（穴图见左）

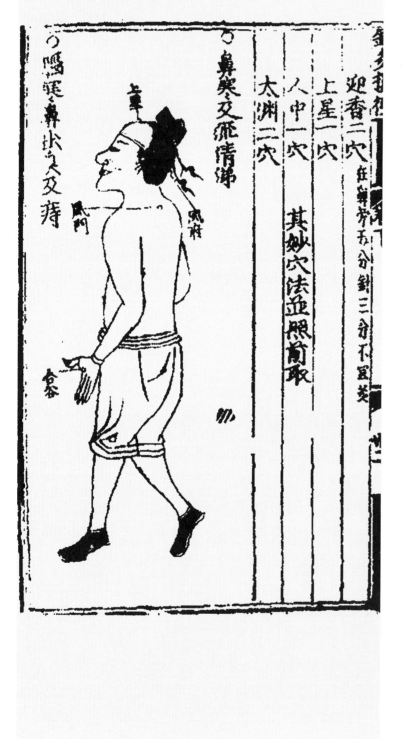

迎香二穴：在鼻旁五分。针三分，
不宜灸。

上星一穴

人中一穴：其妙穴法，并照前取。

太渊二穴

鼻寒及流清涕

（穴图见左）

脑寒鼻出臭及痔

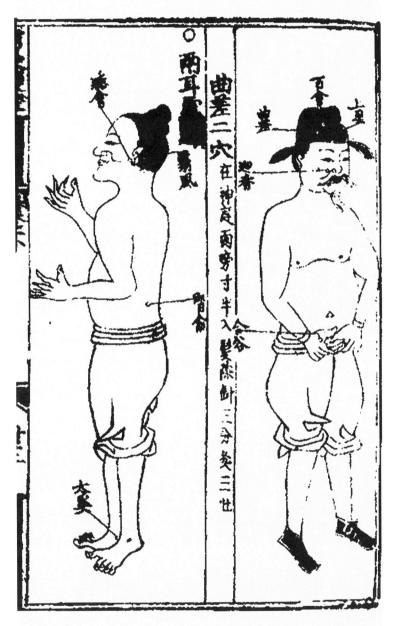

（穴图见左）

曲差二穴：在神庭两旁寸半入发际，针三分，灸三壮。

两耳虚鸣[1]

（穴图见左）

---

①虚鸣：底本漫漶，据《杨敬斋针灸全书》卷下补。

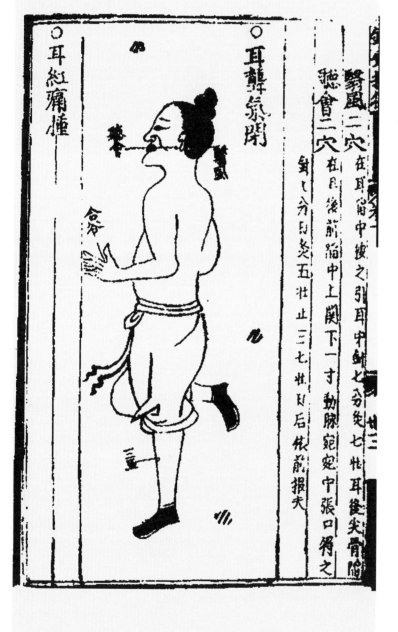

翳风二穴：在耳陷中，按之引耳中。针七分，灸七壮，耳后尖骨陷。

听会二穴：在目后前陷中上关下一寸动脉宛宛中，张口得之。针七分，日灸五壮，止三七壮。日后依前报灸。

耳聋气闭

（穴图见左）

耳红痛肿

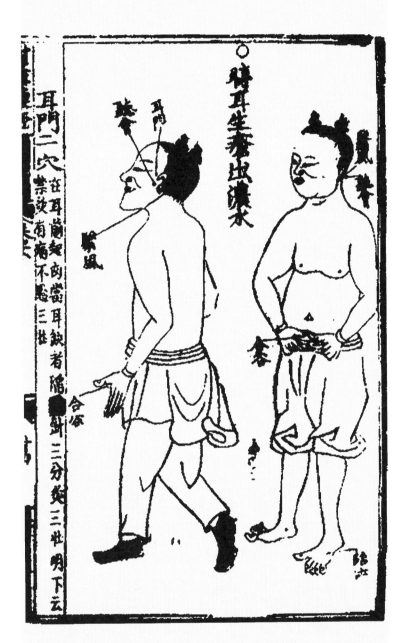

聤耳生疮出浓水

（穴图见左）

耳门二穴：在耳前起肉当耳缺者陷中。针三分，灸三壮。《明下》云：禁灸，有病不过三壮。

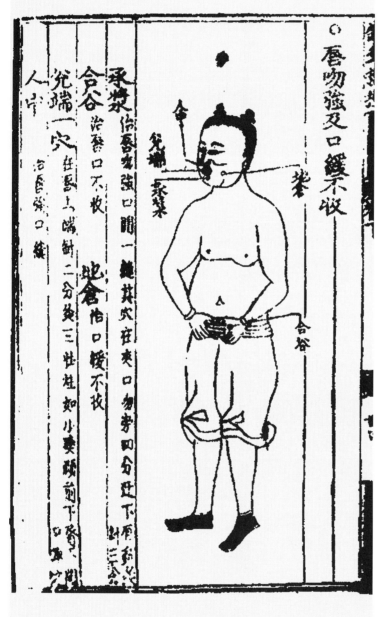

唇吻强及口缓不收

（穴图见左）

承浆：治唇吻强，口开一缝，其穴在夹口吻旁四分，近下有动①。灸、针三分。

合谷：治唇口不收。

地仓：治口缓不收。

兑端一穴：在唇上端，针二分，灸三壮，炷如小麦。颈前下唇下，开口取穴。

人中：治唇强口缝。

---

①近下有动：此条论穴处非承浆所在，而是地仓穴。

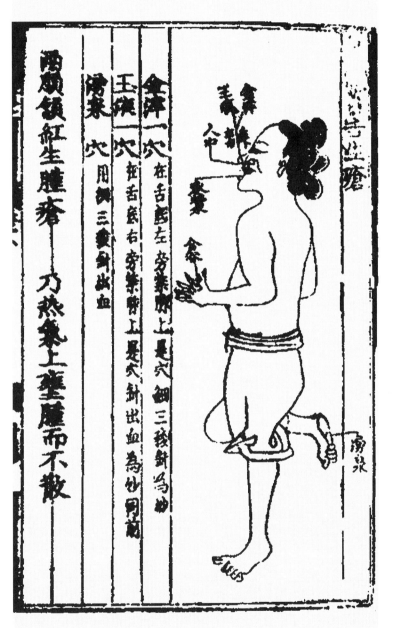

唇舌生疮

（穴图见左）

金津一穴：在舌底左旁紫脉上是穴。细三棱针为妙。

玉液一穴：在舌底右旁紫脉上是穴。针出血为妙，同前。

涌泉穴：用细三棱针出血。

两腮颔红生肿疮

乃热气上壅肿而不散。

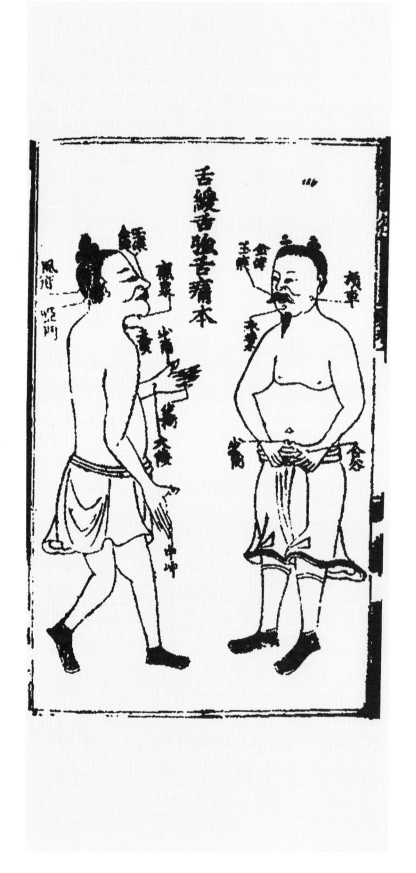

（穴图见左）

舌缓舌强舌痛本

（穴图见左）

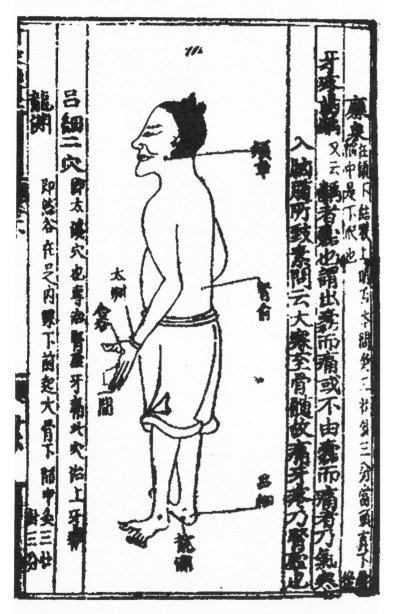

廉泉：在颔下结喉上。《明》：舌本间。灸三壮，针三分，当头直下后陷中是下爪也。

牙疼齿龋

又云：龋者蠹也，谓出蠹而痛。或不由蠹而痛者，乃气寒入脑髓所致。《素问》云：大寒至骨髓，故痛；牙疼，乃肾虚也。

（穴图见左）

吕细二穴：即太溪穴也。专治肾虚牙痛，此穴治上牙痛。

龙渊：即然谷。在足内踝下，前起大骨下前中，灸三壮，针三分。

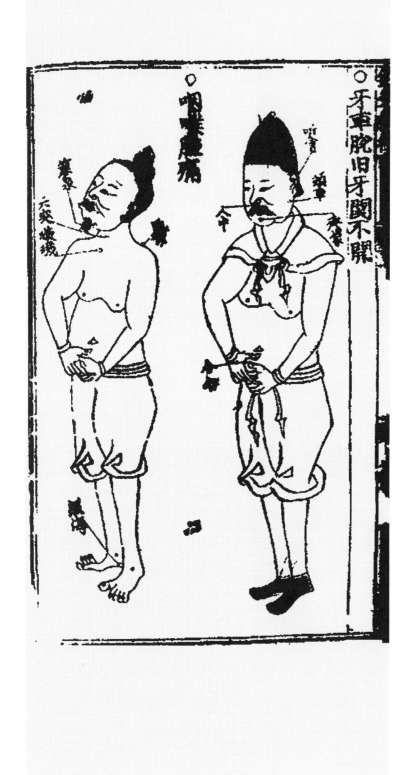

牙车脱臼，牙关不开

（穴图见左）

咽喉肿痛

（穴图见左）

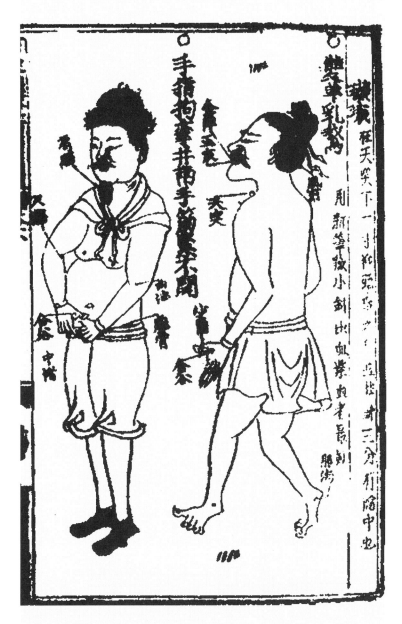

璇玑：在天突下一寸，仰头取之。灸五壮，针三分，有陷中也。

双单乳鹅：用新笔藏小针出血，紫血者最妙。

（穴图见左）

手指拘挛，并两手筋紧不开

（穴图见左）

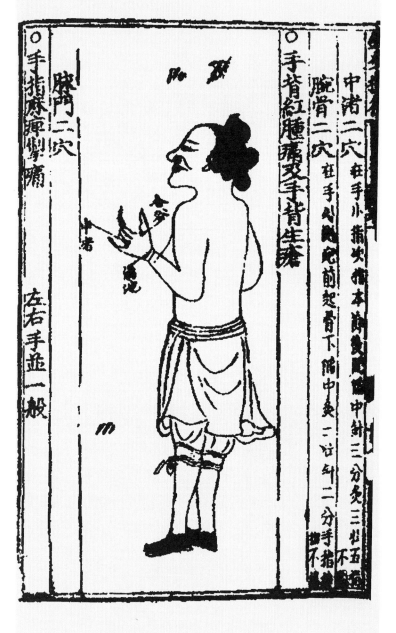

中渚二穴：在手小指、次指本节后临泣中。针三分，灸三壮。五指不开。

腕骨二穴：在手外侧宛前起骨下陷中，灸三壮，针二分，手指持物不得。

手背红肿痛及手背生疮

（穴图见左）

脉门二穴

手指麻痹掣痛

左右手并一般。

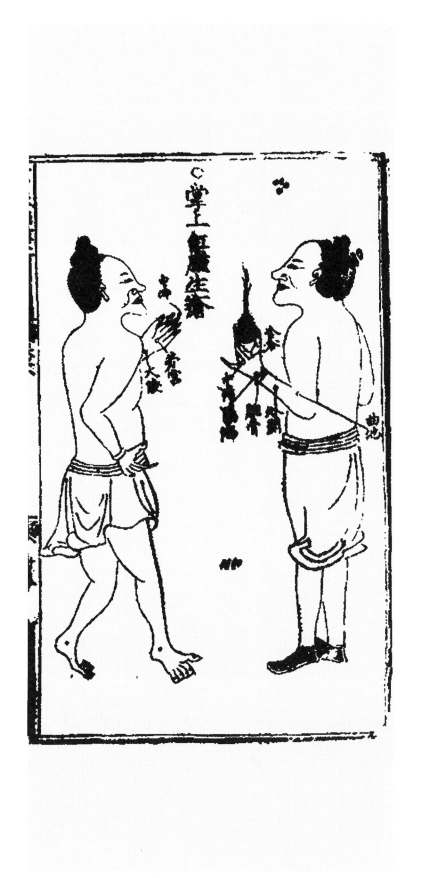

（穴图见左）

掌上红肿生疮

（穴图见左）

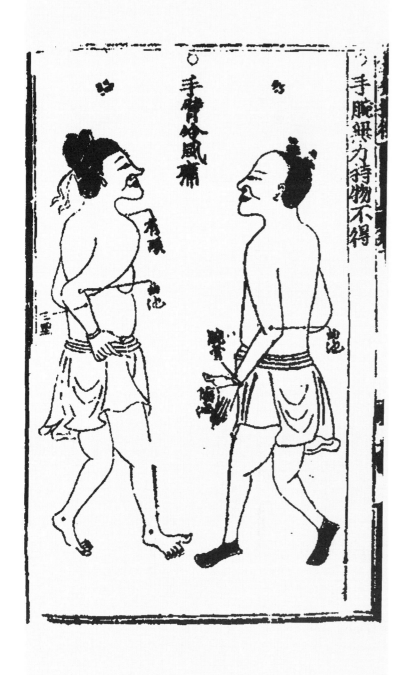

手腕无力持物不得

（穴图见左）

手臂冷风痛

（穴图见左）

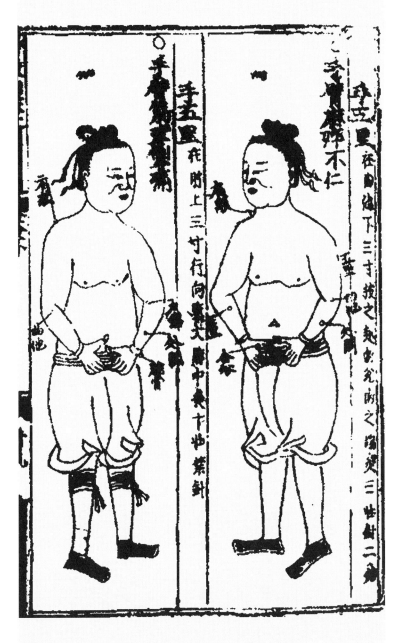

手三里：在曲池下三寸，按之起肉，兑肉之端，灸三壮，针二分。

手臂麻痹不仁

（穴图见左）

手五里：在肘上三寸，行向里大脉中，灸十壮，禁针。

手臂筋挛掣痛

（穴图见左）

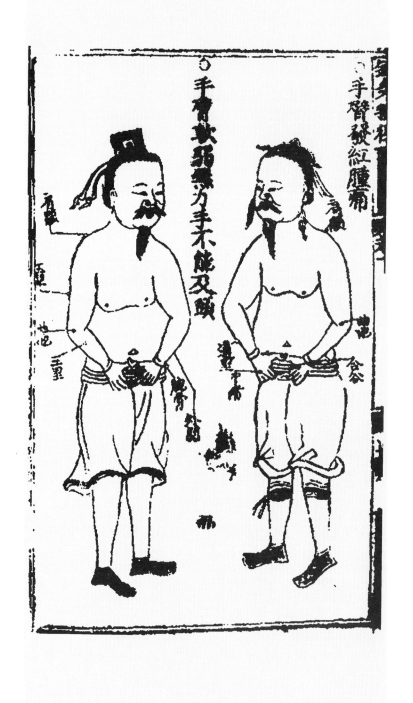

手臂发红肿痛

（穴图见左）

手臂软弱无力手不能及头

（穴图见左）

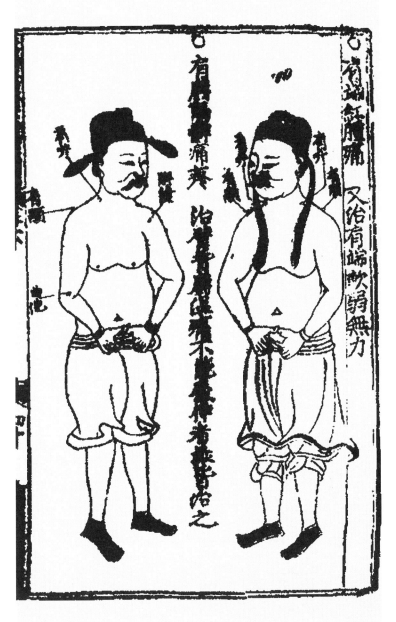

肩端红肿痛

又治肩端软弱无力。

（穴图见左）

肩膊筋痹痛疼

治臂背膊温痛，不能屈伸者，并皆治之。

（穴图见左）

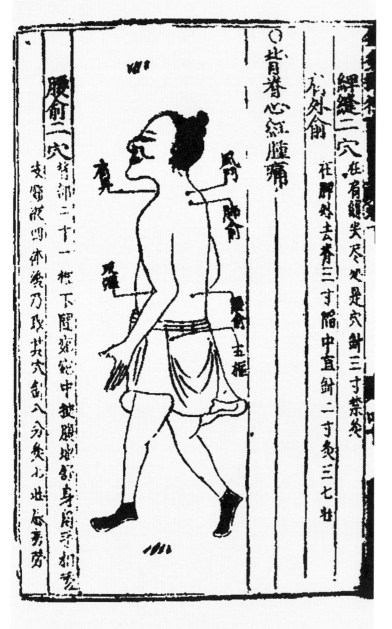

胛缝二穴：在肩缝尖尽处是穴，针三寸，禁灸。

肩外俞：在胛外去脊三寸陷中，直针二寸，灸三七壮。

背脊心红肿痛

（穴图见左）

腰俞二穴：背部二十一椎下间宛宛中，挺腹地舒身，用手相重支额，纵四体后乃取其穴。针八分，灸七壮。忌房劳。

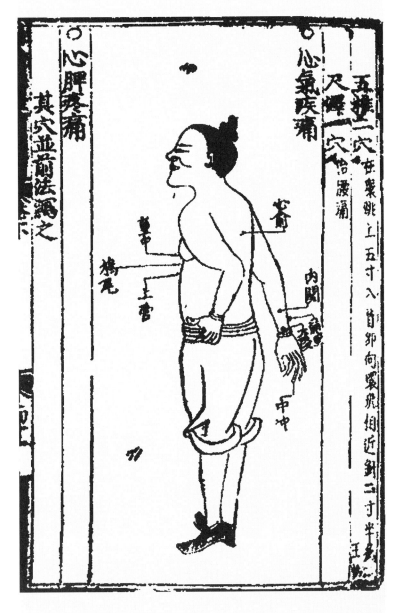

五枢二穴：在环跳上五寸，入背即向环跳相近，针二寸半，灸二三壮。

尺泽一穴：治腰痛。

心气疾痛

(穴图见左)

心脾疼痛

其穴并前法泻之。

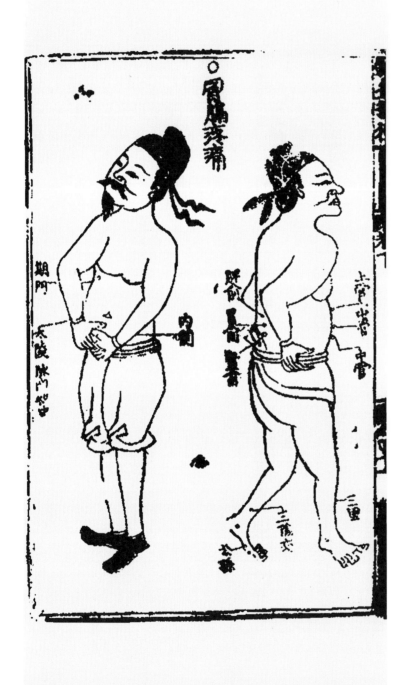

（穴图见左）

胸膈疼痛

（穴图见左）

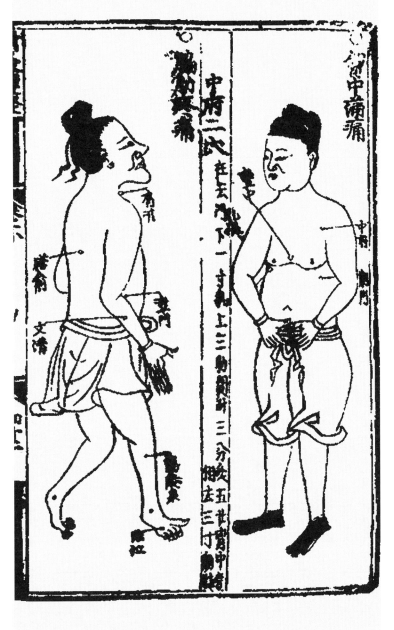

胸中满痛

中府二穴：在云门下一寸，乳上三肋间，针三分，灸五壮，胸中旁相去三寸动脉。

（穴图见左）

胁肋疼痛

（穴图见左）

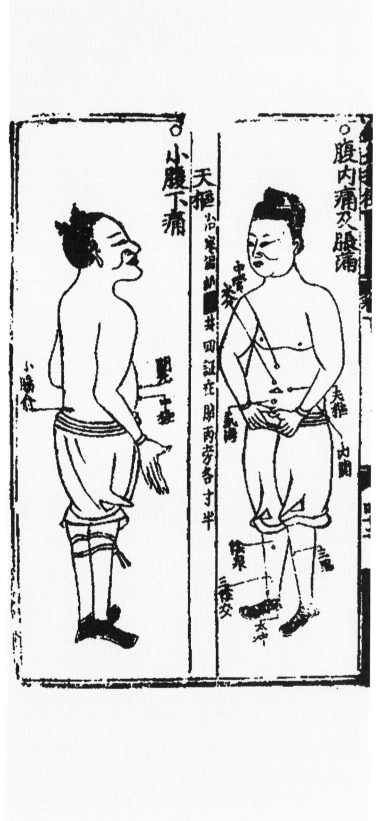

腹内痛及胀痛

（穴图见左）

天枢：治寒温饥饱①共四证，在脐两旁各寸半。

小腹下痛

（穴图见左）

①饥饱：此二字版蚀，据《针灸大成》卷九补。

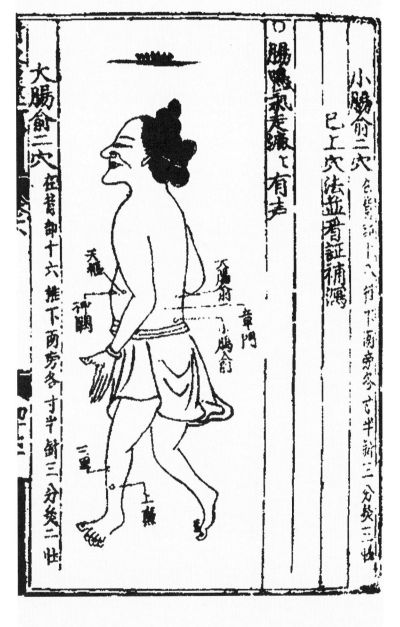

小肠俞二穴：在背部十八椎下两旁各寸半。针三分，灸三壮。

以上穴法并看证补泻。

肠鸣气走，漉漉有声

（穴图见左）

大肠俞二穴：在背部十六椎下两旁各寸半，针三分，灸二壮。

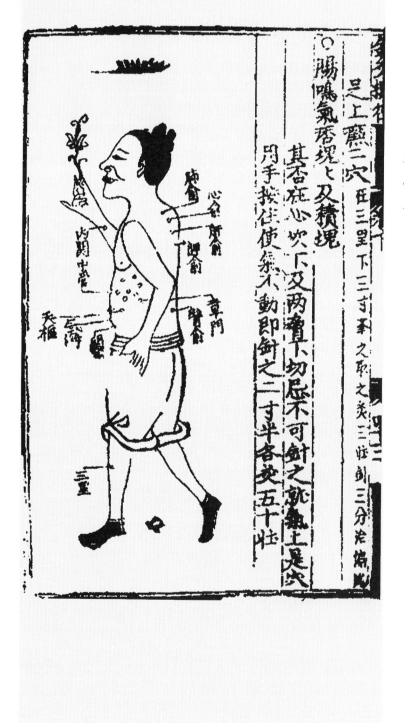

足上廉二穴：在三里下三寸，举之取之。灸三壮，针三分，治偏风。

肠鸣气痞块块及积块

其痞在心坎下及两胁下，切忌不可针之，就气上是穴。用手按住，使气不动，即针之二寸半，各灸五十壮。

（穴图见左）

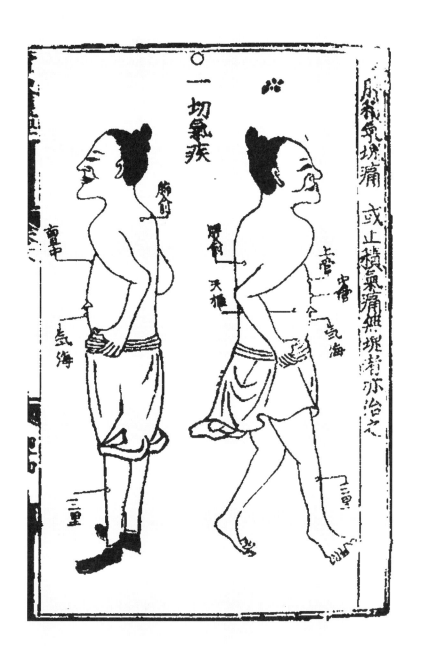

脾积气块痛

或止积气痛无块者亦治之。

（穴图见左）

一切气疾

（穴图见左）

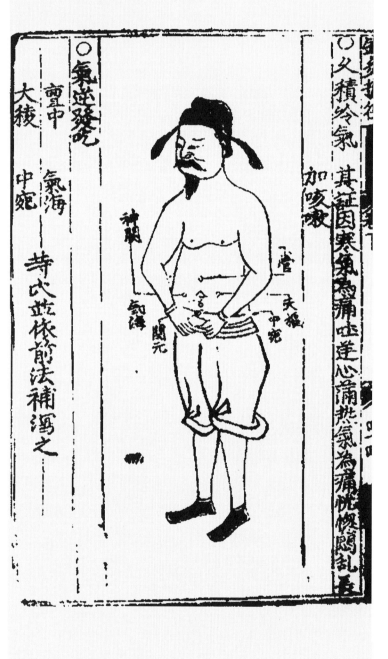

久积冷气

其证因寒气为痛，吐逆心痛，热气为痛，恍惚闷乱，长加咳嗽。

（穴图见左）

气逆发吃

膻中，气海，大陵，中宛，等穴并依前法补泻之。

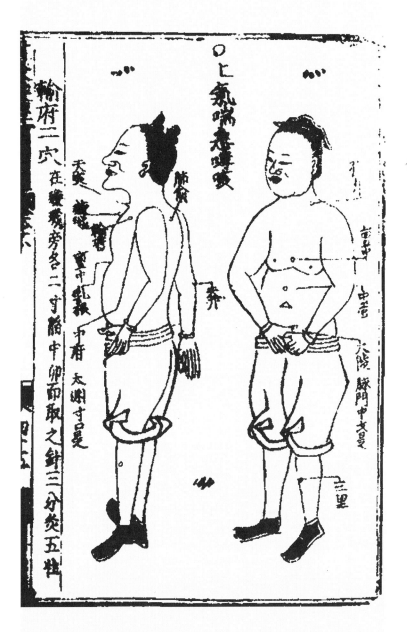

（穴图见左）

上气喘急哮咳

（穴图见左）

输府二穴：在璇玑旁各二寸陷中，仰而取之。针三分，灸五壮。

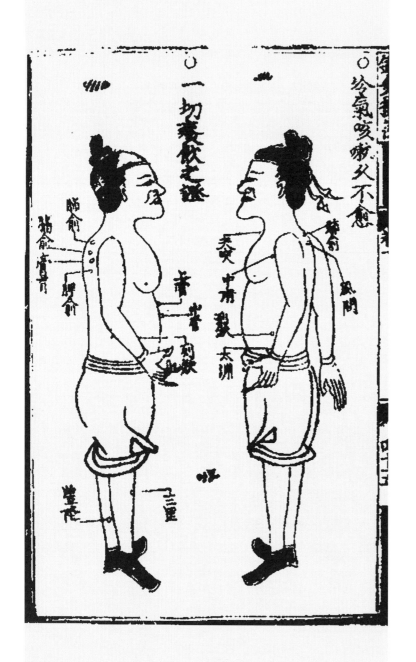

冷气咳嗽久不愈
（穴图见左）

一切痰饮之证
（穴图见左）

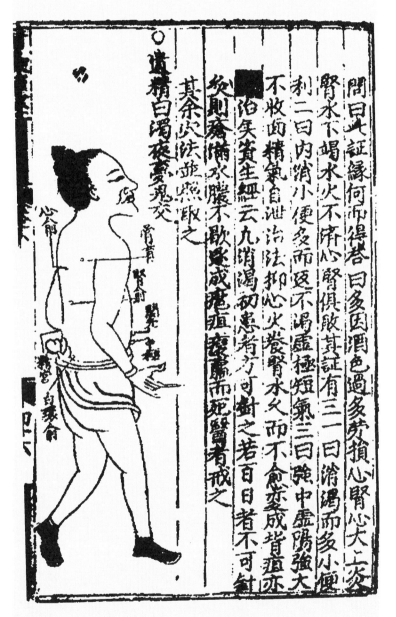

问曰：此证缘何而得？答曰：多因酒色过多，劳损心肾，心大上炎，肾水下竭，水火不济，心肾俱败。其证有三：一曰消渴而多小便利；二曰内消，小便多而返不渴，虚极短气；三曰强中，虚阳强大不收面，精气自泄。治法：抑心火，养肾水，久而不愈，变成背疽，亦难①治矣。《资生经》云：凡消渴初患者方可针之，若百日者不可针，灸则疮满水脓不歇，遂成痈疽，瘦羸而死，医者戒之。

遗精白浊，夜梦鬼交

（穴图见左）

---

① 难：底本脱字，据《针灸大成》卷九补。

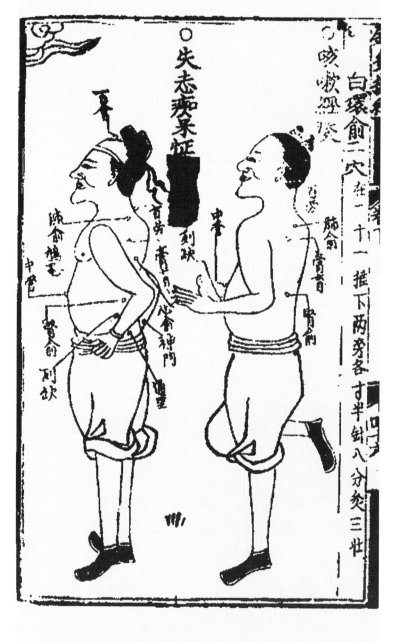

白环俞二穴：在一十一椎下两旁各寸半，针八分，灸三壮。

咳嗽红[1]痰

（穴图见左）

失志痴呆怔忡[2]

（穴图见左）

①红：原作"经"，据《针灸大成》卷九改。
②忡：底本版蚀，据《针灸大成》卷九补。

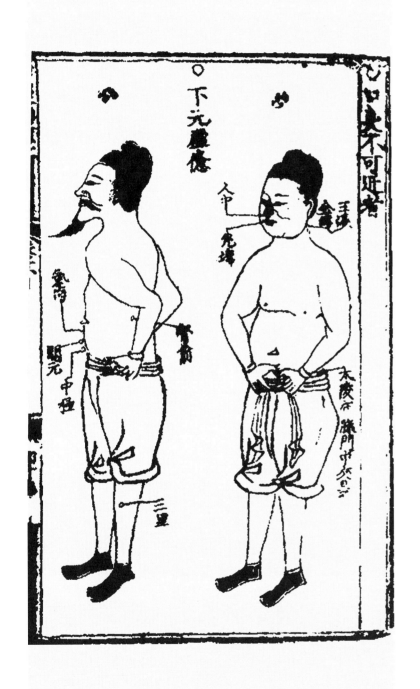

口臭不可近者

（穴图见左）

下元虚惫

（穴图见左）

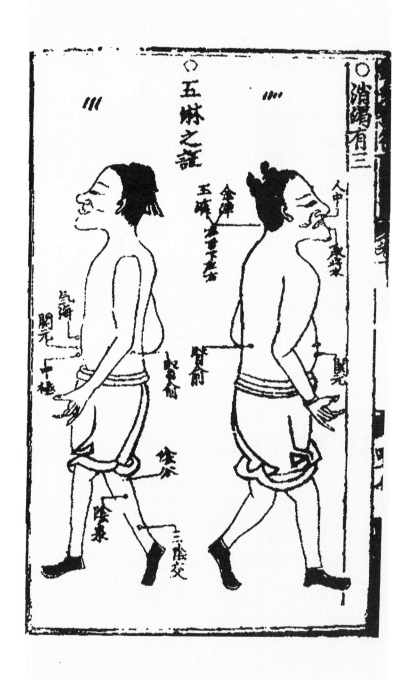

消渴有三
（穴图见左）

五淋之证
（穴图见左）

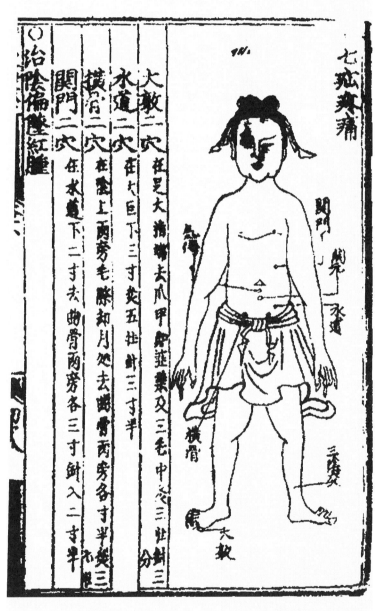

七疝疼痛

（穴图见左）

大敦二穴：在足大指端去爪甲如韭叶及三毛中。灸三壮，针三分。

水道二穴：在大巨下三寸。灸五壮，针三寸半。

横骨二穴：在阴上两旁毛际却月处，去曲骨两旁各寸半。灸三七壮。

关门二穴：在水道下二寸，去曲骨两旁各三寸。针入二寸半。

治阴偏坠红肿

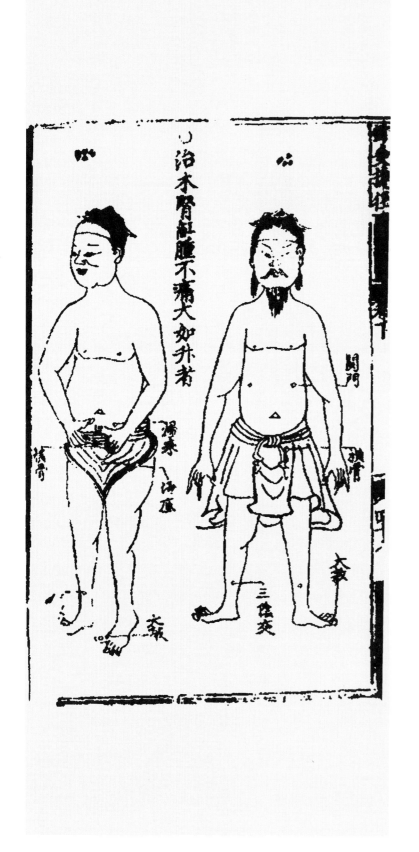

（穴图见左）

治木肾红肿不痛大如升者

（穴图见左）

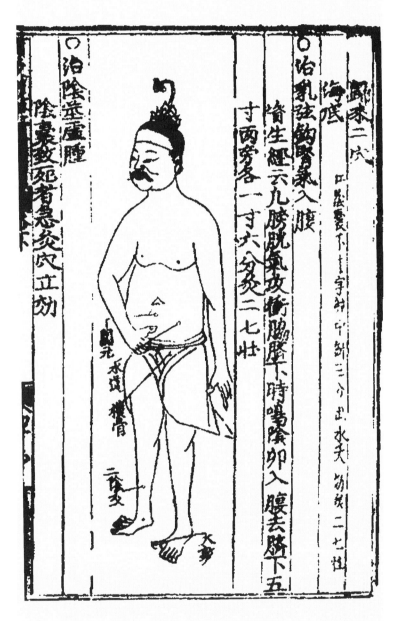

归来二穴

海底：在阴囊下十字纹中，针三分，由水天效，灸二七壮。

治乳弦钩肾气入腹

《资生经》云：凡膀胱气攻冲胁脐下，时鸣，阴卵入腹，去脐下五寸两旁各一寸六分，灸二七壮。

（穴图见左）

治阴茎虚肿

阴囊致死者，急灸穴立效。

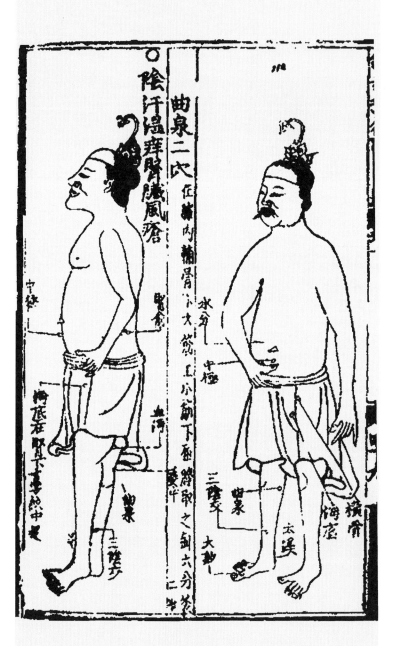

（穴图见左）

曲泉二穴：在膝内辅骨下，大筋上，小筋下，屈膝取之。针六分，灸二壮。

阴汗湿痒，肾脏风疮

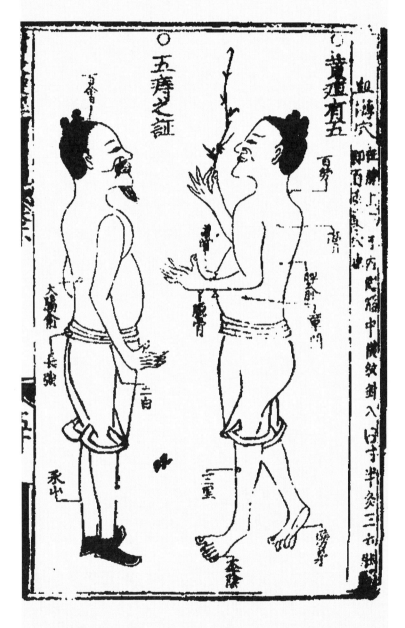

血海穴：在膝上二寸内侧陷中横纹，针入三寸半，灸三七壮，即百虫窠穴也。

黄疸有五

（穴图见左）

五痔之证

（穴图见左）

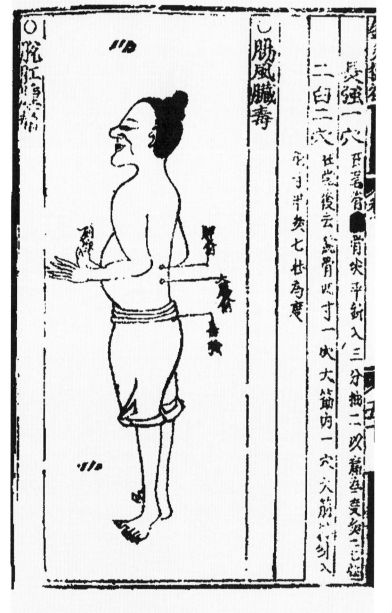

长强一穴：在尾脊窮①骨尖，平针入三分抽二，以痛为变，灸三七壮。

二白二穴：在掌后去腕骨四寸，一穴大筋内，一穴大筋外，针入□寸半②，灸七壮为度。

肠风脏毒

（穴图见左）

脱肛肿痛

---

①穷：底本版蚀脱字，据《太平圣惠方》卷九十九引《针经》补。

②□寸半：此处疑有误。二白穴出《扁鹊神应针灸玉龙经》，该书仅云"灸二七壮"，未言针刺分寸；《针灸大成》称"针五分"；《勉学堂针灸集成》称"针入三分"。

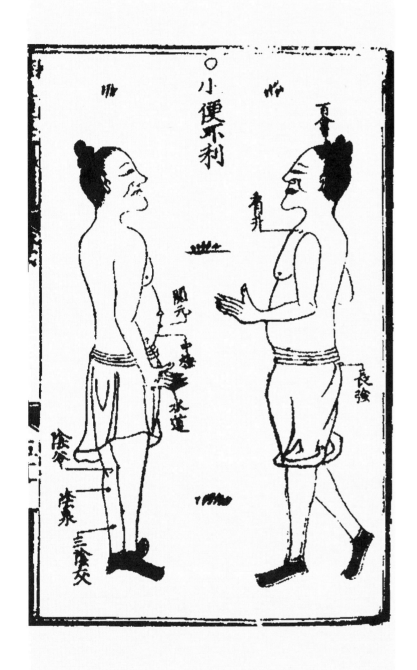

（穴图见左）

小便不利

（穴图见左）

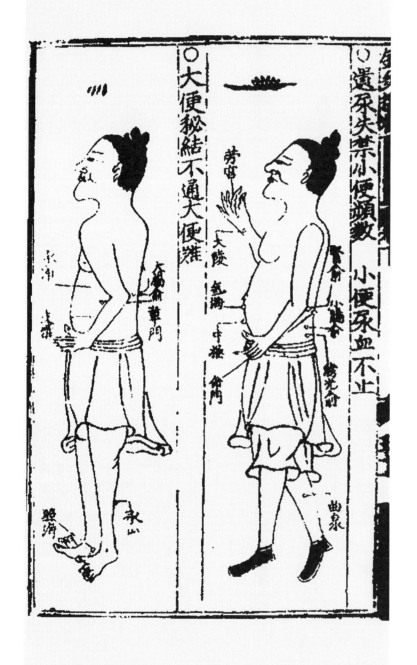

遗尿失禁，小便频数
小便尿血不止。
（穴图见左）

大便秘结不通，大便难
（穴图见左）

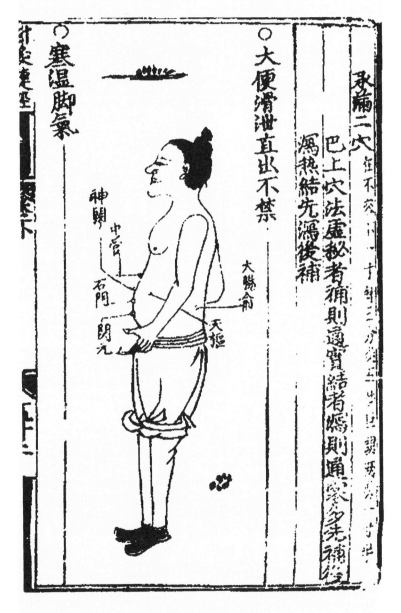

承满二穴：在不容下一寸。针三分，灸五壮，巨阙两旁一寸半。

以上穴法，虚秘者补则通，实结者泻则通，寒多先补后泻，热结先泻后补。

大便滑泄，直出不禁

（穴图见左）

寒湿脚气

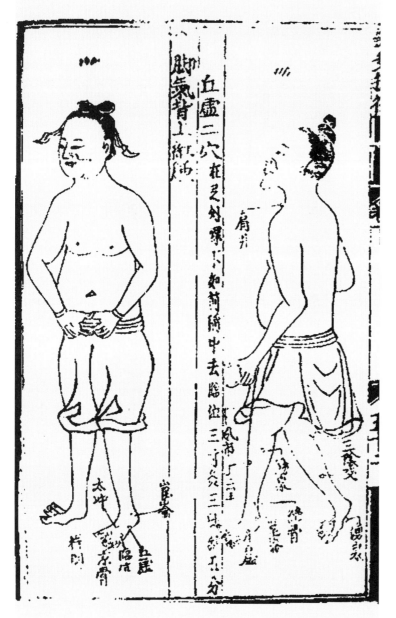

（穴图见左）

丘墟二穴：在足外踝下如前陷中，去临泣三寸，灸三壮，针五分。

脚气背上红肿

（穴图见左）

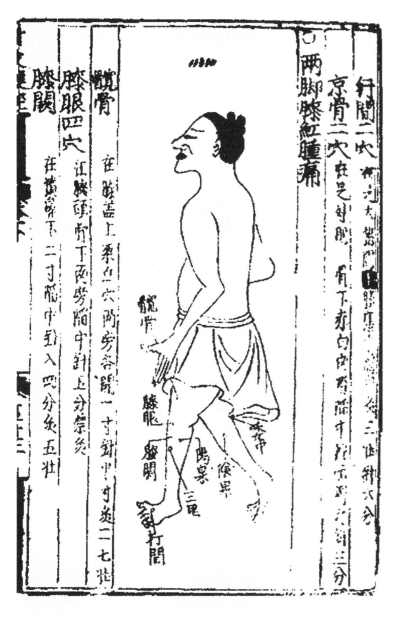

行间二穴①：在足大指间动脉应手陷中，灸三壮，针六分。

京骨二穴②：在足外侧大骨下赤白肉际陷中，按而得之，针三分。

两脚膝红肿痛

（穴图见左）

髋骨：在膝盖上梁丘穴两旁，各开一寸。针半寸，灸二七壮。

膝眼四穴：在膝头骨下两旁陷中。针五分，禁灸。

膝关：在犊鼻下二寸陷中。针入四分，灸五壮。

①行间二穴：此下底本漫漶蚀坏，据本卷"羞明怕日"之文改。
②京骨二穴：此下底本漫漶，据本书卷上"足太阳膀胱经"京骨穴文字校订。

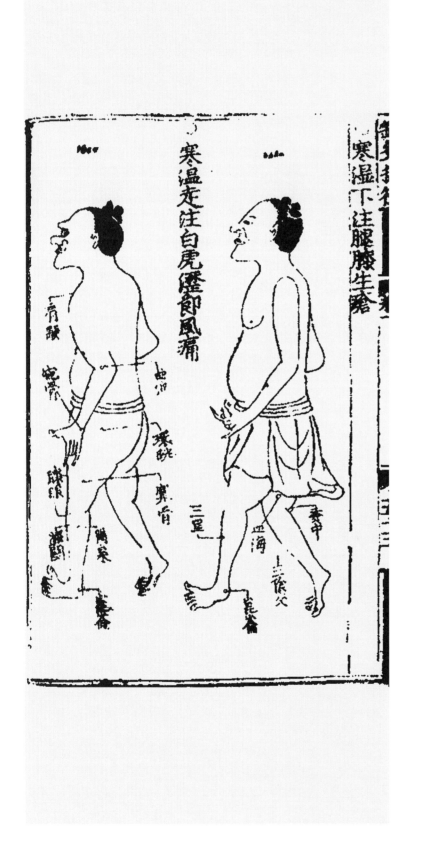

寒湿下注，腿膝生疮
（穴图见左）

寒温走注，白虎历节风痛
（穴图见左）

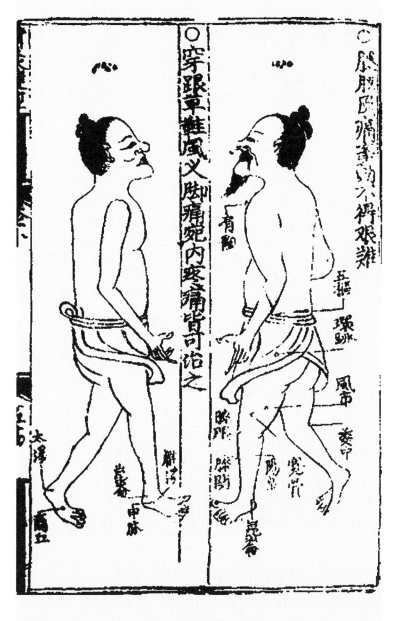

腰腿风痛，举动不得艰难

（穴图见左）

穿跟草鞋风、叉脚痛、宛内疼
痛，皆可治之

（穴图见左）

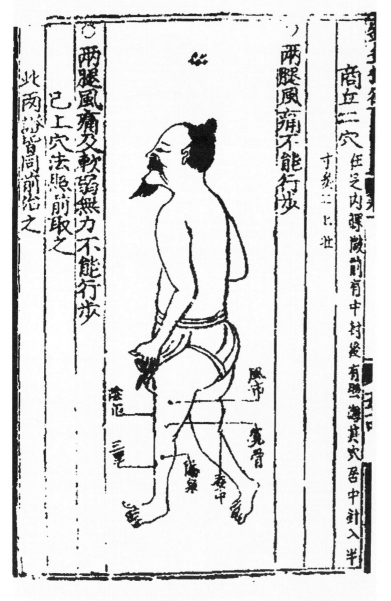

商丘二穴：在足内踝，微前有中封，后有照海其穴，其穴居中。针入半寸，灸二七壮。

两腿风痛，不能行步

（穴图见左）

两腿风痛及软弱无力，不能行步

以上穴法照前取之。

此两证皆同前治之。

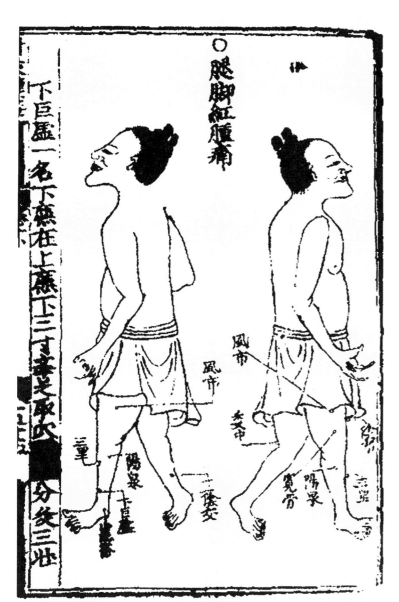

（穴图见左）

腿脚红肿痛

（穴图见左）

下巨虚：一名下廉，在上廉下三寸，举足取穴，针五[1]分，灸三壮。

---

①针五：底本版蚀，据《针灸资生经》卷一补。

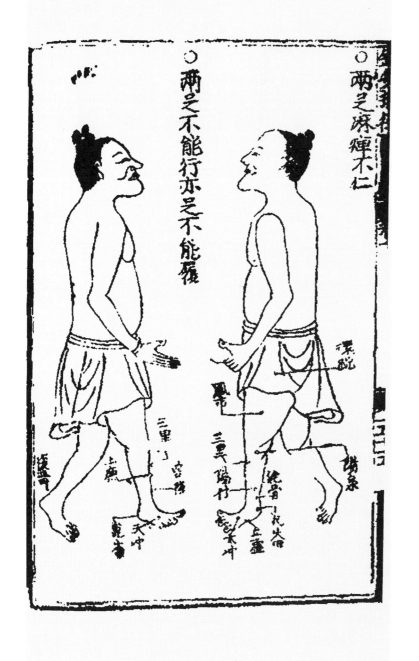

两足麻痹不仁

（穴图见左）

两足不能行，亦足不能履

（穴图见左）

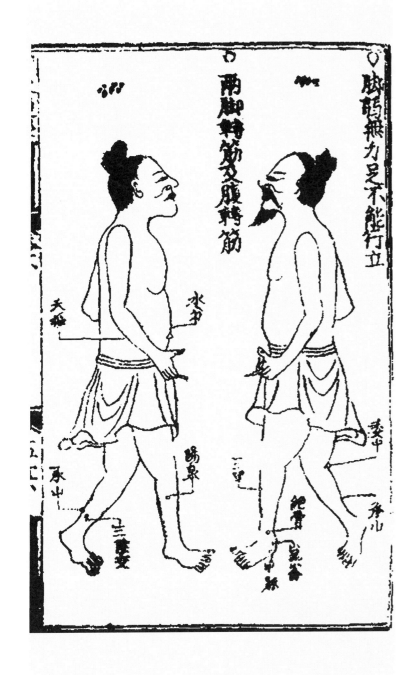

脚弱无力，足不能行立

（穴图见左）

两脚转筋及腹转筋

（穴图见左）

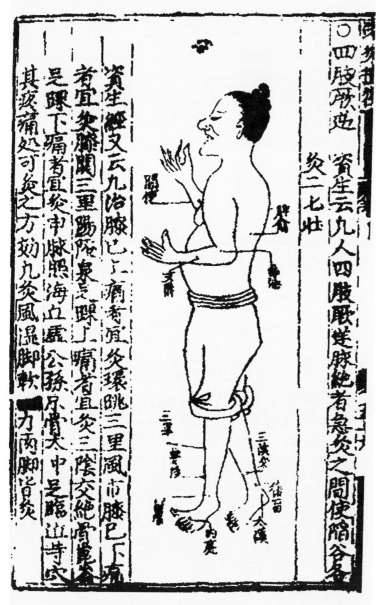

四肢厥逆

《资生经》云：凡人四肢厥逆脉绝者，急灸之，间使、陷谷各灸二七壮。

（穴图见左）

《资生经》又云：凡治膝以上痛者，宜灸环跳、三里、风市；膝以下痛者，宜灸膝关、三里、阳陵泉；足踝上痛者，宜灸三阴交、绝骨、昆仑；足踝下痛者，宜灸申脉、照海、丘墟、公孙、京骨、太冲、足临泣等穴，其疼痛处可灸之方效。凡灸风湿脚软无力，两脚皆灸。

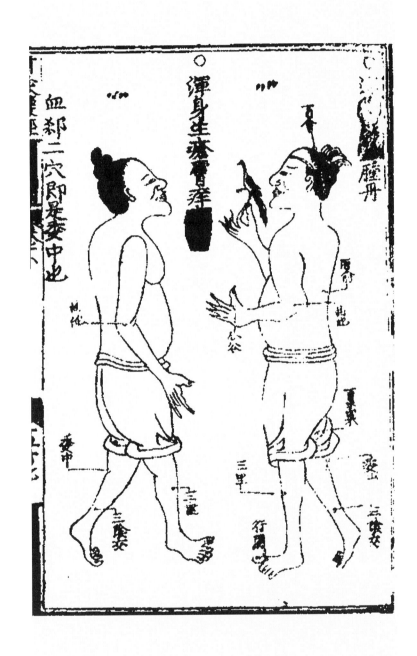

□□□□肿丹

（穴图见左）

浑身生疮肤痒

（穴图见左）

血郄二穴，即是委中也。

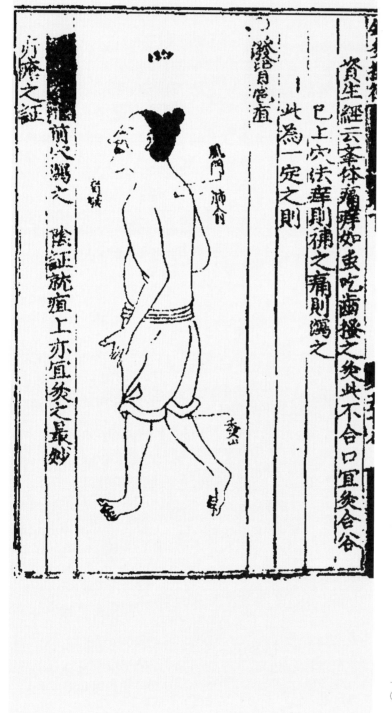

《资生经》云：举体痛痒，如虫啮[1]搔之，灸此。不合口，宜灸合谷。

以上穴法，痒则补之，痛则泻之。此为一定之则。

发背痈疽

（穴图见左）

前穴泻之。阴证就疽上亦宜灸之，最妙。

疔疮之证

①啮：原作"吃齿"二字，据《针灸资生经》卷七改。

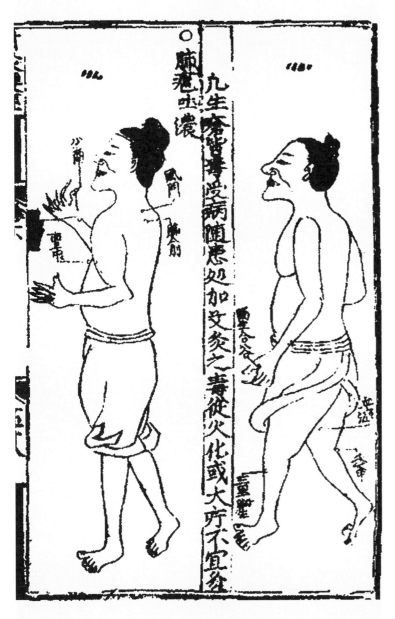

（穴图见左）

凡生疮皆毒受病，随患处加艾灸之，毒从火化。或大疔不宜灸。

肺痈吐脓

（穴图见左）

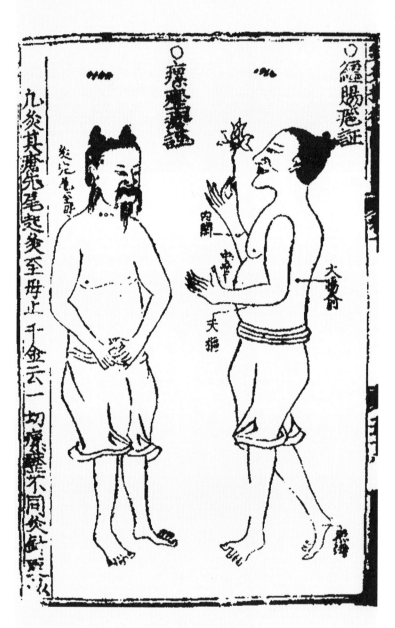

缠肠痈证

（穴图见左）

瘰疬疮证

（穴图见左）

凡灸其疮，先尾起灸，至母止。

《千金》云：一切瘰疬不同灸，针□□

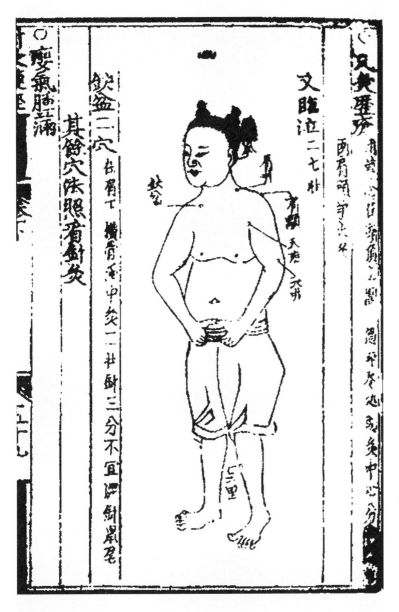

凡灸瘰疬

用□□在癫顶上□□□□□□灸中心分□□□□两肩头单火灸。

又，临泣二七壮。

（穴图见左）

缺盆二穴：在肩下横骨陷中，灸二壮，针三分，不宜深，针鼠尾。

其余穴法照看针灸。

瘿气肿满

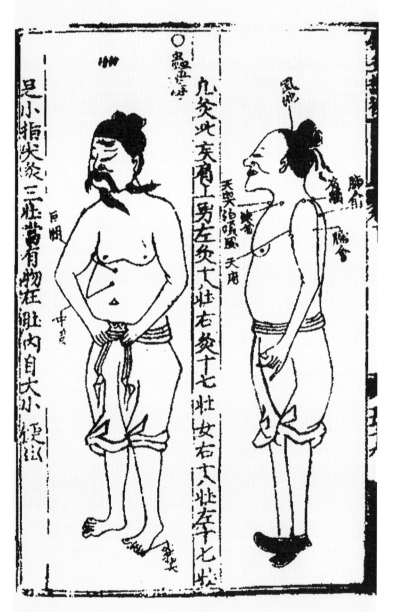

（穴图见左）

凡灸此疾，肩上男左灸十八壮，右灸十七壮；女右十八壮，左十七壮。

蛊毒

（穴图见左）

足小指尖灸三壮，当有物在肚内，自大小便出。

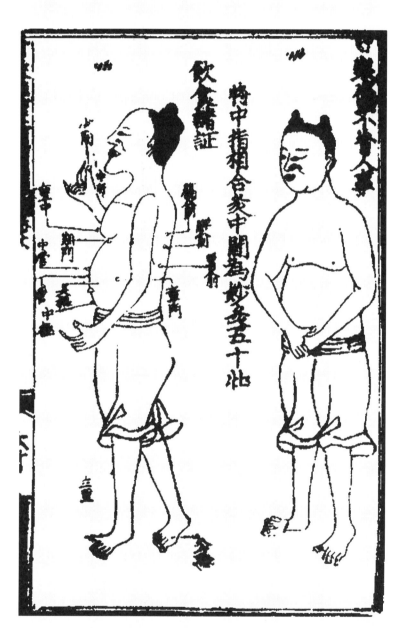

□□不省人事

（穴图见左）

将中指相合，灸中间为妙，灸
五十壮。

饮食诸证

（穴图见左）

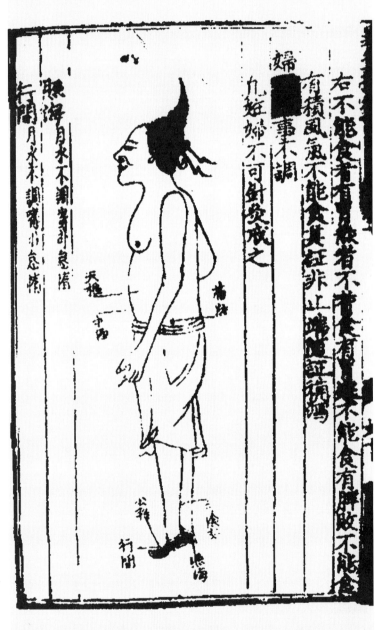

右不能食者，有胃热者不嗜食，有胃寒不能食，有脾败不能食，有积风气不能食。其证非止端，随证补泻。

妇人月事不调

凡妊娠不可针灸，戒之。

（穴图见左）

照海：月水不调，嗜卧怠惰。

行间：月水不调，嗜卧怠惰。

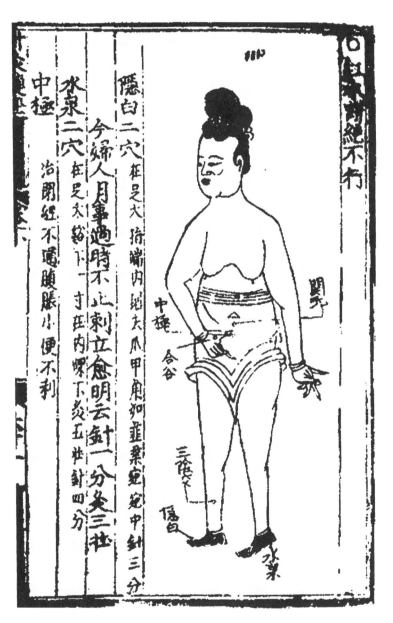

经水断绝不行

(穴图见左)

隐白二穴：在足大指端内侧，去爪甲角如韭叶宛宛中，针三分。

今妇人月事过时不止，刺立愈。

《明》云：针一分，灸三壮。

水泉二穴：在足太溪下一寸，在内踝下，灸五壮，针四分。

中极：治闭经不通，腹胀，小便不利。

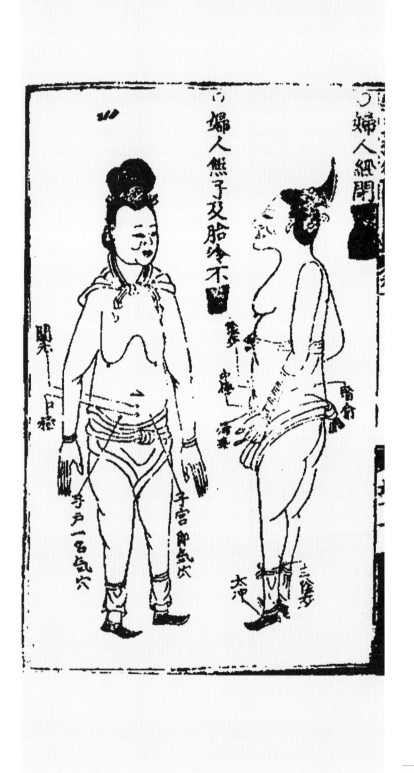

妇人经闭

（穴图见左）

妇人无子及胎冷不孕[1]

（穴图见左）

[1]孕：底本版阙，据《杨敬斋针灸全书》
卷下补。

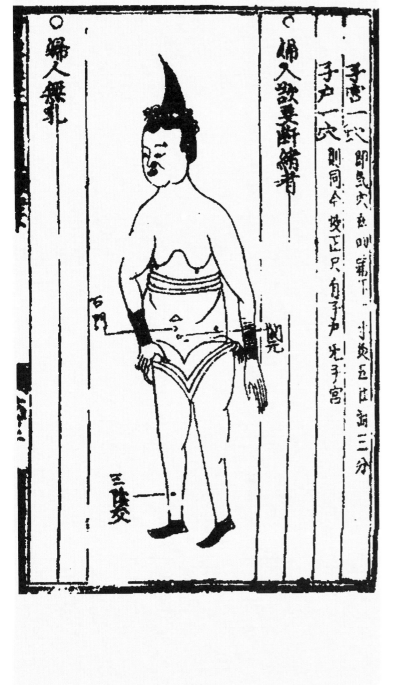

子宫一穴：即气穴，在四满下一寸，灸五壮，针三分。

子户一穴：则同今校正只身子户无子宫。

妇人欲要断绪者

（穴图见左）

妇人无乳

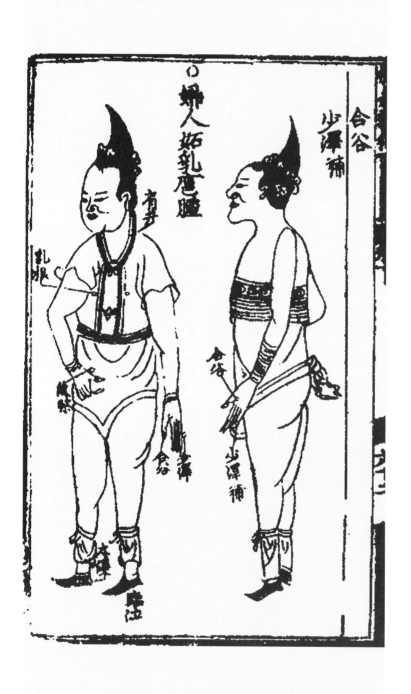

合谷

少泽补

（穴图见左）

妇人妒乳痈肿

（穴图见左）

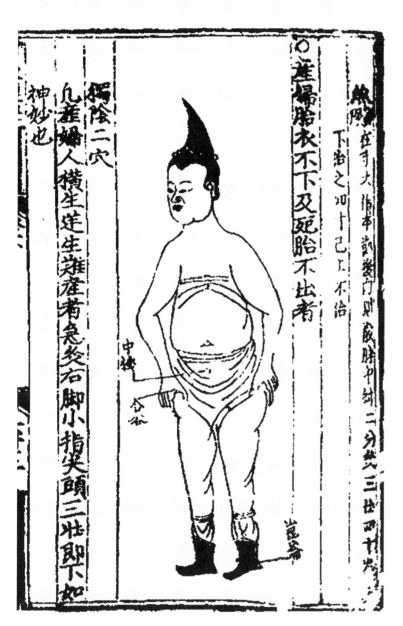

鱼际：在手大指本节后内侧散脉中，针二分，灸三壮。四十岁以下治之，四十以上不治。

产妇胎衣不下及死胎不出者

（穴图见左）

独阴二穴

凡产妇人横生、逆生、难产者，急灸右脚小指尖头三壮，即下如神妙也。

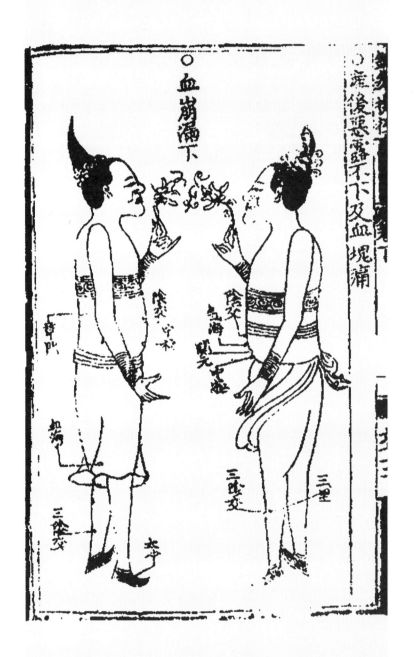

产后恶露不下及血块痛

（穴图见左）

血崩漏下

（穴图见左）

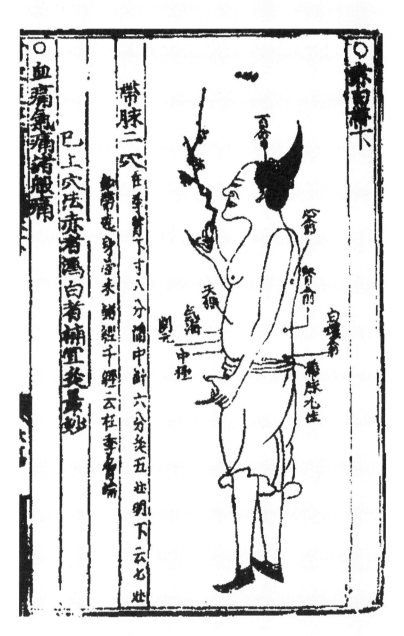

赤白带下

（穴图见左）

带脉二穴：在季胁下寸八分陷中，针六分，灸五壮。《明下》云：七壮，如带缠身，管束诸经。《千》经云：在季胁端。

以上穴法赤者泻，白者补，宜灸最妙。

血痛、气痛、诸般痛

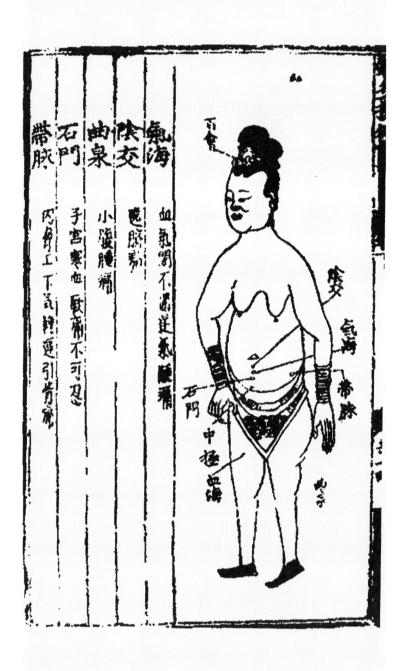

（穴图见左）

气海：血气闭不通，逆气肿痛。

阴交：绕脐痛。

曲泉：小腹肿痛。

石门：子宫寒血厥，痛不可忍。

带脉：内胁上下气转运，引背痛。

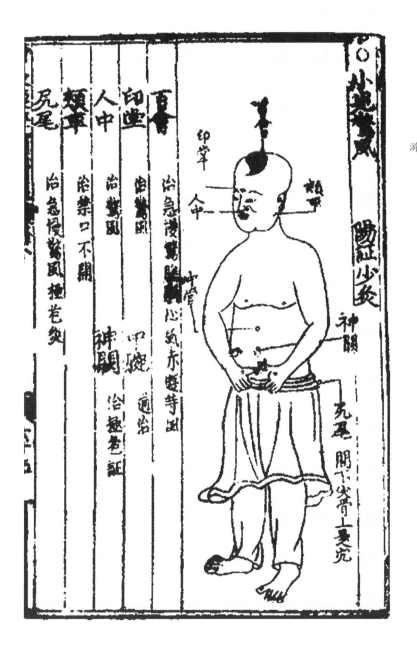

小儿惊风

阳证少灸

(穴图见左)

百会：治急慢惊、□□、心气、赤游等风。

印堂：治惊风。

中脘：通治。

人中：治惊风。

神阙：治极危证。

颊车：治禁口不开。

尻尾：治急慢惊风极危，灸。

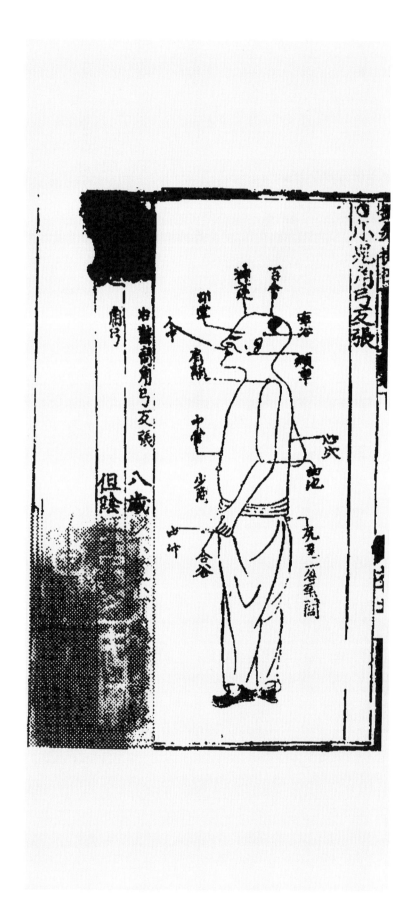

小儿角弓反张

□□治惊痫角弓反张。

□□角弓

八岁以下者不可□□□□□

但阴证□□□□□

（日）菅沼长之 撰 王旭东 林怡冰 校订

针灸则

日本明和四年刻本

《针灸则》不分卷，又名《针灸学纲要》《针灸治疗学纲要》。日本菅沼长之（字周桂）撰，成书于日本明和三年（1766）。书载常用穴位70个，分论其取法、主治，临床施用时能针则针，能灸则灸，能放血则放血。取穴精当，分部简略（仅分头面、肩背、胸胁、手足四部），所治疾病78类140种，针、灸、放血随宜选用，不定针刺深浅、灸法壮数，不论诸般禁忌，只求简便实用。今以日本明和四年（1767）浪华书林刻本为底本刊出。

针灸则序

大凡豪杰之复古一道者，其始皆受业于时师之门。习之又习，既尽其道，然才之不可已自生，不知与古人合，与实事合否之疑。而其读古今书之间，亡论道之同与不同。有恶席上空言之说出，而启发我之由，非耶。然如儒术，自非有圣人在上举试之事业，则其说之当，未能使惑者信之也。如兵家亦然，太平百有余年，未试之战阵，则其说之当，未能使惑者信之也[1]。独于医术，病敌常在前，施诸实事，而似良拙可以睹者也。然二竖久不言，偶中得名者多矣，谁

---

[1]大凡豪杰……信之也：本段文字，与民国二十五年东方针灸书局本（以下简称"东方书局本"）出入较大，现录出供参考："大凡豪杰之复古，其始皆出于时师之门，习之既久，其道乃尽。然才无止境，读古今书，欲求其学，合乎古人，而复古之念油然兴焉。读圣贤书，而孜孜于儒术，然非圣贤当前，而其说之当否，惑者未敢信也。读兵家书，孜孜于战略，然太平百有余年，战阵未试，其说之当否，亦未敢信也。"

知其良拙。故医之于复古，盖其无他，博学以舍虚妄，说与术合，而见有明验者为良耳。摄都医士菅周圭，以针灸复古，良于其术也。墨突不黔，而亦能著书，示其弟子，名曰《针灸则》，盖取血之方其最，云此书一梓行，则岂但其弟子哉，凡济世家之一古方则也。可谓豪杰之事业也已矣①。

明和丙戌冬十一月东溟林义卿撰

---

① 独于医术……豪杰之事业也已矣：此段文字，东方书局本作"独于医术，病故当前，良拙可睹，然二竖不言，偶中得名者亦多矣，谁得一一执而验之哉。故医之复古，其道无他，博学以舍虚妄，实验而求明达，如是而已。摄都医士菅周圭，以针灸鸣于时，而潜心媚古，尝著一书，曰《针灸则》，示其弟子。大匠授人以绳墨，其获益岂其弟子载？济世之士，皆得知所取则矣，岂非豪杰之事也哉"。

凡例

〇针灸有功要之经穴，故予所恒用者，仅七十穴耳。以此七十穴而疗诸病，不复求他经穴，固违旧说，然久用施人，每每奏效，以有余焉。

〇旧本十二经十五络，所生、是动、井荥俞经合、八会，或刺中心一日死，其动为噫；刺中肝五日死，其动为语之类；或刺哑门成哑之说，一切不取，故不言太阳、太阴经，别为头面之经穴，头面部；手足之经穴，手足部纂之^①。

〇治门中皆不言针浅深，宜从其病。医人不分轻重，妄深刺为害，浅刺不治，但当依病轻重耳。《难经》所谓春夏浅，秋冬深刺之说，一切不可从。

〇旧说禁针穴、禁灸穴之类，一切不取。故治门中皆不忌禁针灸穴。

〇治门中皆不言灸数者，以随病轻重有多少也。间亦言几壮者，其所有经验而得效者也。

---

①别为头面之经穴，头面部；手足之经穴，手足部纂之：东方书局本作"别为头面部、手足部纂之"，较为简捷明晰。

一是編出血得試者十之七八，罔不立取奇驗。然出血有

多寡可隨病虚實輕重矣

一諸病予所用之鍼乃毫鍼也而世人好華以金銀作之

予只用鐵鍼以覺其有奇效也最至刺皮肉甚亟而

不傷氣血醫人謂鐵鍼有毒以不用然鐵之有毒予

未之見也

一出血予所用之鍼乃三陵鍼也和醫皆以和鋼鐵作之

出血之後其創甚痛南蠻所來為可可選用矣

鍼灸則〇二　凡例　抱玉斎藏

一本集所載經凡常用之療諸病治奇證怪病者今

畧而不錄

○是编出血，得试者十之七八，罔不立取奇验。然出血有多寡，可随病虚实轻重矣。

○诸病予所用之针，乃毫针也。而世人好华，以金银作之。予只用铁针，以觉其有奇效也。最至刺皮肉甚亟，而不伤气血。医人谓铁针有毒以不用，然铁之有毒，予未之见也。

○出血，予所用之针乃三棱针也，和医皆以和钢铁作之。出血之后，其创甚痛，南蛮所来为可，可选用矣。

○本集所载经，凡常用之疗诸病，治奇证怪病者，今略而不录。

肩井 | 大椎 | | 迎香 | 睛明 | 瘂門 | 鍼灸則 | 風池 | 耳門 | 翳風 | 頭維 | 百會 | | 鍼灸則七十穴

肩上陷中、缺盆上、大骨前一寸半、以三指按取、當中指下陷中。○主治頭項頭痛、臂不能舉。○婦人難產、墮胎後手足厥逆、無力者、鍼之頓愈。又治乳癰極效。

在脊骨第一椎上陷者宛宛中。○主治痎瘧久不愈、從未發前至已發時灸之數十壯、衄血不止者數十壯、果止。

肩背部

鼻下孔旁五分。○主治鼻衄、清涕出。

內眥頭外一分宛宛中。○主治目瞳子痛癢、遠視䀮䀮、昏夜無所見。

在項入後髮際五分、項中肉宛宛中、仰頭取之。○主治瘖不能言、舌急語難。

耳後顳顬後腦空下髮際陷中。○主治面赤腫。

耳前起肉、當耳缺者陷中。○主治唇吻強、上齒痛。

耳後尖角陷中、按之引耳中。○主治口噤不開、引鼻中、又云治齒齲。

額角入髮際一寸五分、俗謂米嚼。○主治

在項中陷中、容豆許、去前髮際五寸、後髮際七寸。○主治卒中惡、卒起僵臥、惡見風寒。

一名三陽五會 按此穴兩耳前屈之直行上也

頭面部

针灸则七十穴

头面部

百会 ［一名三阳五会。按此穴两耳前屈之直行上也］[①]：在项中陷中，容豆许，去前发际五寸，后发际七寸。○主治卒中恶，卒起僵卧，恶见风寒。

头维：额角入发际一寸五分，俗谓米嚼。○主治头痛眩晕。

翳风：耳后尖角陷中，按之引耳中。○主治口噤不开，引鼻中。又云治齿龋。

耳门：耳前起肉，当耳缺者陷中。○主治唇吻强，上齿痛。

风池：耳后颞颥后脑空下发际陷中。○主治面赤肿。

哑门：在项入后发际五分，项中肉[②]宛宛中，仰头取之。○主治喑不能言，舌急语难。

睛明：内眦头外一分宛宛中。○主治目瞳子痛痒，远视䀮䀮，昏夜无所见。

迎香：鼻下孔旁五分。○主治鼻衄，清涕出。

肩背部

大椎：在脊骨第一椎上陷者宛宛中。○主治痎疟久不愈，从未发前至已发时灸之数十壮；衄血不止者数十壮，果止。

肩井：肩上陷中，缺盆上，大骨前一寸半，以三指按取，当中指下陷中。○主治头项头痛，臂不能举。○妇人难产，堕胎后手足厥逆，无力者，针之顿愈。又治乳痈极效。

---

① 一名……直行上也：原为眉批，现以方括号标注，移至穴名之下。全书同。

② 肉：原作"史"，据东方书局本改。

肩髃　膏肓　　肺俞　膈俞　肝俞　脾俞

肩髃：髆骨头，肩端上，两骨罅门陷者宛宛中，举臂取之有空。○主治肩臂筋骨疼痛，头项拘急，不可回顾。

膏肓：四椎下，近五椎上，两旁相去脊中各三寸，正坐曲脊，伸两手，以臂着膝前，令端直，手大指与膝头齐，以物支肘，毋令摇动取之。○主治虚损劳伤，百病无所不疗。此穴《龙氏传》所载，医缓见晋侯，病在肓之上膏之下，如不可攻之，亦以有治之功而有此名也。盖专和上焦心肺之阳气，心肺之降浊气，升清气，有云行雨施之功矣。故曰百病无所不疗者，阳气虚损，神魂劳倦，气郁眠多，梦遗健忘等诸疾，无不瘥也。诚医家紧要之穴宝也。

肺俞：第三椎下两旁，相去各一寸五分，《千金》曰：对乳引绳度之。○主治上气喘满咳嗽。

膈俞：七椎下，两旁相去脊中一寸五分，正坐取之。○主治胸胁支满，噎食不下，痰嗽气痛。

肝俞：九椎下，两旁相去脊中各一寸五分，正坐取之。○主治胸满，心腹积聚疼痛，嗽引两胁。

脾俞：十一椎下，两旁相去脊中各一寸五分，正坐取之。○主治泄痢不化，饮食不食不[①]，肌肤黄疸，胀满痞气。

---

① 不：此下疑脱"饥"字。

胃俞：十二椎下，两旁相去脊中各一寸五分，正坐取之。〇主治胃寒吐逆，少食羸瘦，霍乱腹痛。

肾俞 [按：或云脐底十四昂，宜参考]：十四椎下，两旁相去脊中各一寸五分，与脐平，正坐取之。〇主治肾虚腰痛，遗精白浊，耳目不明。

膀胱俞：十九椎下，两旁相去脊中各一寸五分，伏取之。〇主治小便赤涩，遗尿失禁，妇人带下，瘕聚。

腰眼：令病人解去衣服，直身正立，于腰上脊骨两旁有微陷处，是谓腰眼穴也。〇主治传尸痨瘵，灭门绝户，百方难治。尤妙尸虫，必于吐泻中而出。此比四花等穴尤易且效，又常灸腹痛、消渴有[1]功，今且妇人月水不定，赤白带下，腰脊冷痛，下血痔漏等，有十全之功。

胸胁部

天突：在颈结喉下四寸宛宛中。〇主治喘急，痰涎咳嗽。又云喉痹咽干急。

中府：乳上三肋间动脉应手陷中，去中行六寸。〇主治胸肋痰痛，中风。

鳩尾：蔽骨之端，在臆前蔽骨下五分。人无蔽骨者，从岐骨际下行一寸，曰鳩尾，言其骨垂下如鳩尾形。〇主治卒霍乱，神志昏昧者。

巨阙：鳩尾下一寸。〇主治心胸疼痛，膈中不利。

---

①有：原无，据东方书局本补。

幽门：夹巨阙两旁各五分陷中。○主治心下痞，疼咳。

上脘：去蔽骨三寸，脐上五寸。○主治翻胃呕吐，食不下。

中脘：上脘下一寸，脐上四寸。○主治诸病有传[1]。

梁门：中脘旁去中行各三寸。○主治积气疼痛。

阴都：夹中脘两边相去五分。○主治哕呕不得息。

建里：中脘下一寸脐上三寸。○主治宿食呕吐。

下脘：建里下一寸，脐上二寸，穴当胃下口，小肠上口，水谷于是入焉。○主治泄利，腹内肠鸣。

水分：下脘下一寸，脐上一寸，穴当小肠下口。○主治水肿胀满，水谷不分，小便不通。灸功尤胜于针矣。

章门：大横外直季胁肋端，脐上二寸，两旁九寸，侧卧，屈上足，伸下足，举臂取之。○主治胸胁支满，痞气，食积，疟疾，泄痢，疝痛。

京门：监骨下腰中季胁本，夹脊。○主治小腹急痛。此穴能利腰间之气，通腹背之结，开升降之路，扶持脾肾之元气。诸书不委言，虽然，日用有效，故记以传之也。

神阙：当脐中。○主治卒中不省者，卒霍乱转筋入腹，四肢厥冷欲绝者。

天枢：夹脐中，两旁各二寸陷中。○主治贲豚胀疝。《甲乙》云：治气疝，哕呕，面肿，贲豚。

①传：东方书局本作"效"。

列缺	通里	神門	少商	後谿	商陽	合谷	鍼灸則 手足部	中極	關元	石門	氣海	陰交
去腕側上一寸五分○主治小便熱痛，及中風齒痛	腕後一寸陷中○主治卒痛煩心，心下悸，悲恐	掌後銳骨端陷中○主治手不得上下	疣，崔目　大指端內側，去爪甲如韭葉白肉際宛宛中○主治手不仁，手臂身熱。又云：目	手小指外側本節後陷中○主治肩髃痛，不能動搖	手大指次指內側，去爪甲角如韭葉○主治手腳拘攣	手大指次指岐骨間陷中○主治偏正頭痛，面腫，目翳，口眼歪斜，口噤不開	（玉〔相□斬穀〕）	關元下一寸○主治產時惡露不行胎衣不下	臍下三寸○主治臍下絞痛遺精淋濁女子蓄血之處月經不調○張介賓曰：此穴當人身上下四旁之中故名大中極，乃男子藏精	臍下二寸○主治小腹疝痛淋閉	臍下一寸半宛宛中男子生氣之海○主治溫補下元不足盛精氣夢遺精滑　白濁	臍上一寸當膀胱上口○主治小腹冷痛陰囊瘁濕

阴交：脐上一寸，当膀胱上口。○主治小腹冷痛，阴囊瘁湿。

气海：脐下一寸半宛宛中，男子生气之海。○主治温补下元不足，盛精气，梦遗，精滑，白浊。

石门：脐下二寸。○主治小腹疝痛，淋闭。

关元：脐下三寸。○主治脐下绞痛，遗精，淋浊，月经不调。张介宾曰：此穴当人身上下四旁之中，故名大中极，乃男子藏精、女子蓄血之处。

中极：关元下一寸。○主治产时恶露不行，胎衣不下。

手足部

合谷：手大指次指岐骨间陷中。○主治偏正头痛，面肿，目翳，口眼歪斜，口噤不开。

商阳：手大指次指内侧，去爪甲角如韭叶。○主治手脚拘挛。

后溪：手小指外侧本节后陷中。○主治肩髃痛，不能动摇。

少商：大指端内侧，去爪甲如韭叶白肉际宛宛中。○主治手不仁，手臂身热。又云：目疣，崔目。

神门：掌后锐骨端陷中。○主治手不得上下。

通里：腕后一寸陷中。○主治卒痛烦心，心下悸，悲恐。

列缺 [滑氏云以手交叉头食指末筋罅中]：去腕侧上一寸五分。○主治小便热痛，及中风齿痛。

内侧为隐白　外侧为大敦

外關	腕後二寸兩筋間。〇主治肩重臂痛。
濕溜	腕後去五寸間動脉中。〇主治瘧，面赤腫。又云瘰癧咽腫。
曲澤	肘内廉下陷中，屈肘得之。〇主治腹脹，喘，振慄。
曲池	肘外輔骨屈肘曲骨之中，以手拱胸取之。〇主治臂臑疼痛，不能提物，屈伸不便，手振不能書物，及中風口㖞斜。
内關	掌後去腕二寸兩筋間。〇主治手中風熱，臂里攣急。
湧泉	足心陷中，屈足卷指宛宛中，跪取之。〇主治衄血不止。
太敦	足大指端去爪甲如韭葉及三毛中。〇主治大腹腫脹，腹痛，㿉疝。
鍼灸則	〇六 一抱玉軒藏
隱白	足大指端内側，去爪甲角如韭葉。〇主治腹脹逆息。又云腹滿喜嘔。
内庭	足大指次指外間陷中。〇主治喜頻伸數欠，惡聞人音。
臨泣	足小指次指本節後陷中。〇主治支痛，胸痹不得息。
申脈	外踝下五分陷中容爪甲白肉際。〇主治風眩癲疾，脚氣麻木。
照海	足内踝下，陰蹻脉所生。〇主治積聚，肌肉痛。
公孫	足大指本節後一寸，内踝前。〇主治諸瘧。
三陰交	内踝上三寸骨下陷中。〇主治婦人月水不調，難產，死胎。〇此穴下三陰經所交會，故陰病、血症，婦人之要穴也，故俗對婦人謂之下三里也。

外关：腕后二寸两筋间。〇主治肩重臂痛。

温①溜：腕后去五寸间动脉中。〇主治疟，面赤肿。又云瘰疬咽肿。

曲泽：肘内廉下陷中，屈肘得之。〇主治腹胀，喘，振慄。

曲池：肘外辅骨屈肘曲骨之中，以手拱胸取之。〇主治臂臑疼痛，不能提物，屈伸不便，手振不能书物，及中风口㖞斜。

内关：掌后去腕二寸两筋间。〇主治手中风热，臂里挛急。

涌泉：足心陷中，屈足卷指宛宛中，跪取之。〇主治衄血不止。

大敦：足大指端去爪甲如韭叶及三毛中。〇主治大腹肿胀，腹痛，㿉疝。

隐白 [内侧为隐白，外侧为大敦]：足大指端内侧，去爪甲角如韭叶。〇主治腹胀逆息。又云腹满喜呕。

内庭：足大指次指外间陷中。〇主治喜频伸数欠，恶闻人音。

临泣：足小指次指本节后陷中。〇主治支痛，胸痹不得息。

申脉：外踝下五分陷中容爪甲白肉际。〇主治风眩癫疾，脚气麻木。

照海：足内踝下，阴跷脉所生。〇主治积聚，肌肉痛。

公孙：足大指本节后一寸，内踝前。〇主治诸疟，恶寒，心痛心烦。

三阴交：内踝上三寸骨下陷中。〇主治妇人月水不调，难产，死胎。〇此穴下三阴经所交会，故阴病、血症，妇人之要穴也，故俗对妇人谓之下三里也。

①温：原作"湿"，据《针灸甲乙经》卷三第二十七改。

承①山：兑腨肠下分肉间陷中。〇主治大便秘不通，痔漏，脚气。

阴陵泉：膝下内侧辅骨下，伸足取之，与阳陵泉穴相对。〇主治心下满，寒中，小便不利。

阳陵泉：膝下一寸䯒外廉陷中，蹲坐取之。〇主治足膝冷痹不仁，脚气筋挛。〇《难经》曰：筋会阳陵泉。故凡膝胻足筋缩拘挛等，皆治此。

三里：膝下三寸䯒骨外廉大筋内宛宛中，两筋肉分间，举足取之。〇主治逆气上冲，头痛目眩，眼翳，耳鸣，鼻塞，口无味，痰咳，气喘，心痛，胸腹支满，食不化，腹内诸痰气块，腹痛，大小便不调，腰脊强痛。〇此穴降诸上逆之浊气，升下陷之清气，故所治之诸病，皆是浊气上塞之症也。上膏肓穴升下陷清阳之气，而清气升则浊气降；此三里穴降上逆之浊气，而浊气降则清气升。阴阳升降，立为其用而并行者也。故今灸膏肓者，后日必灸三里，以宣治之者也。

委中：腘中央约纹动脉陷中。〇主治腰脊甚痛不可忍者，刺之出血顿愈。转筋强直者，亦刺之立处愈。

风市：使病人正立，以两手自然垂下，当第三指之端。〇主治腰腿痛，足胫麻顽，脚气冷痛，令人轻健。

环跳：髀枢下，侧卧，伸下足，屈上足，以右手摸穴左，摇撼取之。〇主治胸胁相引，半身不遂，腰胯酸痛。

---

①承：原作"兼"，据东方书局本改。

阿是 [指痛針痛，徐氏谓之天应穴]：人有病痛，即令捏其上，若里当其处，不问孔穴，即得使快成痛处，即云阿是。凡吴蜀人多行之。

针灸则目次

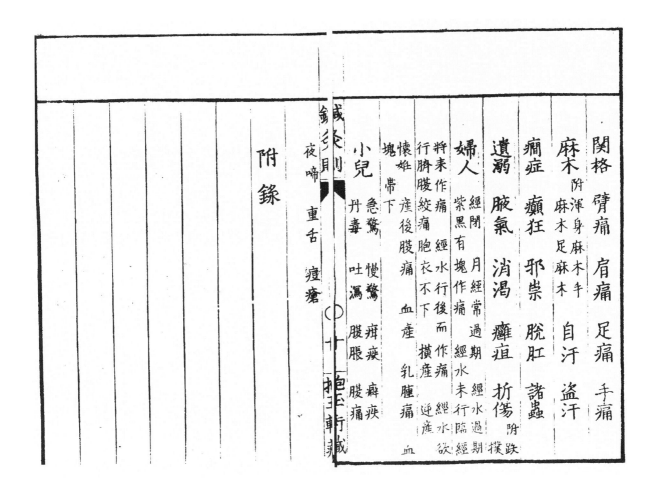

鍼灸則

攝陽　菅沼長之　周桂　編

中風

　經曰風之傷人也或爲寒熱或爲熱中或爲寒中或爲癘風或爲偏枯是以古之名醫皆以外中風邪立方然唯河澗主火東垣主氣丹溪主濕三先生之論使後學狐疑不決故王安道有論三子主氣主火主濕之不同而與昔人主風之不合而立真中類中之目歧爲二途

○（十一）掃玉斬藏

鍼灸則

　針　中脘　鳩尾　三里

　灸　百會　大椎　風市　三里

　出血　委中　合谷

　（八）

　預防中風凡手十指麻痺者中風漸也速宜療治

　針　風池　百會　翳風　合谷　鳩尾　幽門

　灸　肩井　曲池　此二穴自百壯至三百壯屢試屢効

薛立齋曰預防之理當養氣血節飲食戒七情遠帷幙可也

针灸则

摄扬　菅沼长之　周桂　编

中风

经曰：风之伤人也，或为寒热，或为热中，或为寒中，或为疬风，或为偏枯。是以古之名医，皆以外中风邪立方。然唯河间主火，东垣主气，丹溪主湿，三先生之论，使后学狐疑不决。故王安道有论三子主气、主火、主湿之不同，而与昔人主风之不合，而立真中、类中之目，歧为二途。

针：中脘　鸠尾　三里

灸：百会　大椎　风市　三里

出血：委中　合谷

预防中风［薛立斋曰：预防之理当养气血，节饮食，戒七情，远帷幙可也］：凡手十指麻痹者，中风渐也，速宜疗治。

针：风池　百会　翳风　合谷　鸠尾　幽门

灸：肩井　曲池　此二穴自百壮至三百壮，屡试屡效。

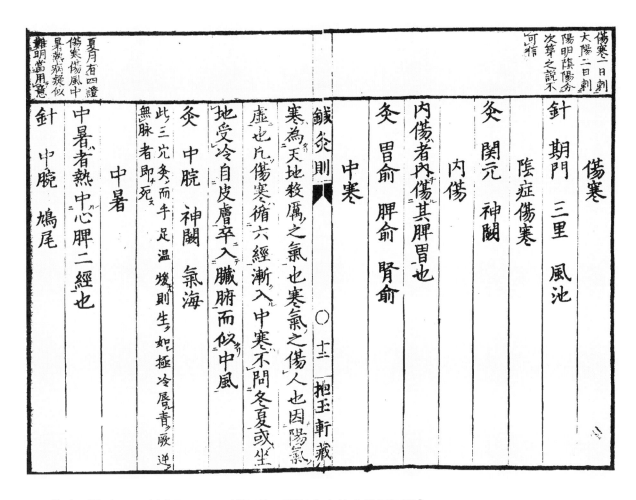

伤寒 [伤寒一日刺太阳，二日刺阳明，阴阳分次第之说不可信]

针：期门　三里　风池

阴症伤寒

灸：关元　神阙

内伤

内伤者，内伤其脾胃也。

灸：胃俞　脾俞　肾俞

中寒

寒为天地杀厉之气也。寒气之伤人也，因阳气虚也。凡伤寒，循六经渐入中寒，不问冬夏，或坐地受凉，自皮肤卒入脏腑，而似中风。

灸：中脘　神阙　气海

此三穴灸而手足温暖则生，如极冷，唇青，厥逆无脉者即死。

中暑 [夏月有四证：伤寒、伤风、中暑、热病，疑似难明，当用意以分辨]

中暑者，热中心脾二经也。

针：中脘　鸠尾

霍乱［霍乱已死，腹中尚暖，而未绝气者，乃用盐纳脐中令满，大艾炷灸三五七壮，苏］

湿霍乱、干霍乱之二种，有之心腹卒痛，先吐先泻，心腹俱痛，吐泻俱作者，湿霍乱也。凡吐泻时不可与食。干霍乱，忽然心腹绞痛，手足厥冷，欲吐，有声无物，欲泻不得泻，升降不通而急死。

针：鸠尾　中脘　关元　三里

灸：神阙

出血：委中

转筋［丹溪云：转筋多属血热］

寻常转筋，四时皆有，不因霍乱而发者，其发多于睡中，或伸欠而作。

出血：隐白

一方：每遇转筋时，即以盐揩擦痛处三五十匝，即虽皮破亦不妨，可以断根。

湿症

湿有自外入者，长夏郁热，山泽蒸气，冒雨行湿，

濕症雖有內外之不同，從外感得之者少，從內傷得之多

動作辛苦，人汗透沾衣，多腰脚腫痛。有自內得者，生冷酒麵滯脾，生濕鬱熱，多肚腹腫脹。

針　關元　石門

灸　腎俞

痰之病症百端，隨症可治療

《內經》曰：諸氣膹鬱，皆屬肺金，蓋肺氣鬱則成熱，熱盛則生痰。

針　幽門　中脘　上脘　阿是

灸　膈俞　膏肓

鍼灸則　○十四　抱玉軒藏

瘧

瘧之病，《內經》說之詳且盡矣。然後世之名醫，或為瘴瘧，為鬼瘧，為痰瘧，為食瘧，其因痰、食、瘴、鬼而為瘧者固有之，而千百十一耳。然龔廷賢以瘧期時發為信。

針　大椎　章門　京門　胃俞

灸　章門　屢試屢效

[湿症虽有内外之不同，从外感得之者少，从内伤得之多]

动作辛苦，人汗透沾衣，多腰脚肿痛。有自内得者，生冷酒面滞脾，生湿郁热，多肚腹肿胀。

针：关元　石门

灸：肾俞

痰饮 [痰之病症百端，随症可治疗]

《内经》曰：诸气膹郁，皆属肺金，盖肺气郁则成热，热盛则生痰。

针：幽门　中脘　上脘　阿是

灸：膈俞　膏肓

疟

疟之病，《内经》说之详且尽矣。然后世之名医，或为瘴疟，为鬼疟，为痰疟，为食疟，其因痰、食、瘴、鬼而为疟者固有之，而千百十一耳。然龚廷贤以疟期时发为信。

针：大椎　章门　京门　胃俞

灸：章门 屡试屡效

泄瀉

泄瀉之症只因脾胃饑寒飲食過度或為風寒暑濕所傷皆令泄瀉〔泄瀉之症中脘、陰都之兩穴不可刺，率爾輕刺，成脾虛必矣〕

鍼　關元　石門　三里

灸　天樞

咳嗽〔咳者無痰而有聲，嗽者無聲而有痰〕

內經曰五臟六腑皆令人欬非獨肺也皮毛者肺之合也皮毛先受邪氣邪氣以從其合也○五臟之欬嗽久乃移於六腑

鍼　幽門　上脘　巨闕

灸　肺俞　肩井

出血　曲澤

痢疾〔白痢針合谷，赤痢針小腸俞，赤白針三里，如此之說一切，吾門所不取也〕

原病式曰痢為濕熱甚於腸胃怫鬱而成其病皆熱症也赤白相兼膿血雜痢皆因脾胃失調飲食停滯積於腸胃之間多是暑濕傷脾故作

泄泻〔泄泻之症，中脘、阴都之两穴不可刺，率尔轻刺，成脾虚必矣〕

泄泻之症，只因脾胃饥寒，饮食过度，或为风寒暑湿所伤，皆令泄泻。

针：关元　石门　三里

灸：天枢

咳嗽〔咳者无痰而有声，嗽者无声而有痰〕

《内经》曰：五脏六腑皆令人咳，非独肺也。皮毛者，肺之合也，皮毛先受邪气，邪气以从其合也。五脏之咳嗽久，乃移于六腑。

针：幽门　上脘　巨阙

灸：肺俞　肩井

出血：曲泽

痢疾〔白痢针合谷，赤痢针小肠俞，赤白针三里，如此之说一切，吾门所不取也〕

《原病式》曰：痢为湿热，甚于肠胃，怫郁而成，其病皆热症也。赤白相兼，脓血杂痢，皆因脾胃失调；饮食停滞，积于肠胃之间，多是暑湿伤脾，故作痢疾。

　　针：章门　天枢　关元　肾俞

　　灸：京门　腰眼

　　呕吐［江刕①彦根，民间有称肩疮者，盖至如呕吐嘈杂恶心之证，探其患人之肩背而出一疮，以自疮上出血而治之云］

　　呕吐者，有声有物，胃气有所伤也。

　　针：章门　京门　水分　三阴交

　　灸：三里自百壮至二百壮得效

　　痿躄［手足痿软而无力，百节缓纵而不收，证名曰痿］

　　五脏因肺热叶焦，发为痿躄。

　　针：三里　大椎　膏肓　肾俞

　　灸：肺俞　膈俞

　　出血：大敦

　　头痛［内伤头痛，时作时止；外伤头痛，常常有之。气虚头痛，耳鸣九窍不利；湿热头痛，头重如石；风寒头痛，身重恶寒；真头痛者，脑尽疼，而手足冷至节者不治］偏头风、雷头风、大头痛、眉棱骨痛、真头痛、头重、头摇

　　统治一切头痛症类

　　针：百会　风池　阿是　头维　三里

　　灸：列缺　关元　哑门

---

① 刕：东方书局本作“州”。

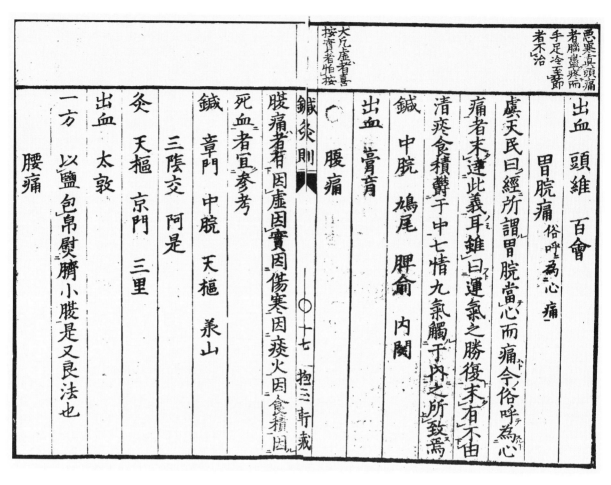

出血：头维　百会

胃脘痛俗呼为心痛

虞天民曰：经所谓胃脘当心而痛，今俗呼为心痛者，未达此义耳。虽曰运气之胜复，未有不由清痰食积郁于中，七情九气触于内之所致焉。

针：中脘　鸠尾　脾俞　内关

出血：膏肓

腹痛［大凡虚者喜按，实者怕按］

腹痛者，有因虚，因实，因伤寒，因痰火，因食积，因死血者，宜参考。

针：章门　中脘　天枢　承山　三阴交　阿是

灸：天枢　京门　三里

出血：大敦

一方：以帛包盐①熨脐小腹，是又良法也。

腰痛

---

①帛包盐：原倒作"盐包帛"，据本书皇汉医学丛书本（以下简称"皇汉丛书本"）乙正。

[肾虚而邪能凑焉，故作痛]

丹溪曰：肾受病，则腰滞而痛。

针：腰眼　三里　阳陵泉　阿是

灸：肾俞　阴陵泉

出血：委中

郁症

夫人之气血冲和，万病不生。一有噎郁，诸病生焉。故人之诸病多生于郁。

针：中脘　上脘

灸：脾俞　膏肓　三里

诸气 [针以导气]

血则随气而行，载乎血者也，有是气必有是血，有是血必乘乎是气。二者行则俱行，一息有间，则病矣。

气虚 劳役伤气，中气不足不可针

灸：脾俞　胃俞

气实 邪气也

针：上脘　梁门　下脘

气滞 郁而不伸也

针：中脘　阴都　梁门

气寒 身受寒气也

灸：脾俞　肝俞

诸血

血证者，人身之血。血为荣，气为卫；心主血，肝藏血，脾为总官。血随气行，气逆则血逆。脏得血而能津，腑得血而能润，目得血而能视，舌得血而能言，手得血而能握，足得血而能跃。荣卫昼[1]夜循环，运行不息，若是荣伤火动，皆令失血焉。

咳血 嗽而血出也

针：幽门　三里　三阴交

咯血 痰中血疙瘩也

针：梁门　幽门　后溪

吐血 ［所吐血嗅，不臭可治，若臭者不治］呕全血也

---

①昼：原作“尽”，据皇汉丛书本改。

鍼　脾俞　上脘　申脉　陰陵泉

（衄血　鼻血也）

鍼　肝俞　瘂門　臨泣　内庭

灸　三里　湧泉

鍼　隱白　三里　申脉

便血　大便血

灸　三陰交二百壯

溺血　小便血

鍼　関元　石門　天樞　臨泣

鍼炙則

咳逆

夫欬者氣逆也氣自臍下直衝上出於口而作聲之名也古謂之噦今謂之呃乃胃寒所生寒氣自逆而呃上也有痰有氣虛有火有因飲食太過填塞胸中而氣不得升降者

鍼　中脘　陰都

灸　三里屢試屢効

〇二十　抱玉軒藏

针：脾俞　上脘　申脉　阴陵泉

衄血鼻血也

针：肝俞　哑门　临泣　内庭

灸：三里　涌泉

便血大便血

针：隐白　三里　申脉

灸：三阴交二百壮

溺血小便血

针：关元　石门　天枢　临泣

咳逆

夫咳者，气逆也。气自脐下直冲，上出于口而作声之名也。古谓之哕，今谓之呃，乃胃寒所生。寒气自逆而呃上也。有痰，有气虚，有火，有因饮食太过，填塞胸中，而气不得升降者。

针：中脘　阴都

灸：三里屡试屡效

恶心 ［胃中有寒气而作恶心者，呕清水；胃中有热而作恶心呕酸，内有热］

恶心者，无声无物，但心中欲吐不吐，欲呕不呕，虽曰恶心，非心经之病，其病皆在胃口上也。

针：中脘　上脘　梁门

灸：脾俞　胃俞

翻胃 一名反胃，谓食入反出故也

大抵翻胃之症，末有不由膈噎而起也，其病皆因忧愁愤怒，思虑郁结，痰饮滞于胸膈之间，使气道噎塞也。

针：中脘　上脘　下脘　阴都

灸：膈俞　脾俞　膏肓

伤食 ［初起一吐即宽，若久不化，成食积也］

东垣曰：胃中元气盛，则能食而不伤，过时而不饥，脾胃俱壮，则能食而肥也；脾胃俱虚，则不能食而瘦，或少食而肥，而四肢不举。盖脾实而邪气盛也。又有善食而瘦者，胃伏火邪于气分也，则能食，脾虚则肌肉削，即食你也。

针：吐泻并作，腹痛甚之时　中脘　鸠尾　章门

灸：不得吐不得泻，腹痛甚而已欲绝之时　神阙

出血：百会

眩晕［病因有四：外邪、七情、肾虚、血虚］

夫眩者言其黑，晕者言其转。无痰不能作眩，此痰在上，火在下，火炎上而动其痰。

针：中脘　三里　承山　内庭

灸：三里　隐白

大便闭［有风燥，有热燥，有阳结，有阴结，有气滞结，或因有所脱血，津液暴竭，种种不同，固难一例而推］一名秘结

秘结之证，不问气体实之人，摄养乖理，三焦气涩，运掉不行，壅结于肠胃之间，皆有秘结之患。

针：承山　章门　膀胱俞

灸：中脘　腰眼

喘急

人之五脏皆有上气，而肺为之总。故《经》曰：诸气

皆屬於肺居五臟之上而為華蓋喜清虛而不
欲窒碍調攝失宜或為風寒暑濕邪氣相干則
肺氣脹滿發而為喘呼吸坐臥促迫不安也
灸 天突
鍼 中府 幽門 中脘
便濁
因脾胃之濕熱下流滲入膀胱故使便溲或白
或赤而渾濁不清也
鍼灸則
○ 北三 抱玉軒藏
灸 腎俞
鍼 中脘 石門 陰交
小便閉
經曰清陽出上竅濁陰出下竅故清陽不升則
濁陰不降而成淋閉之患矣
灸 百會
鍼 石門 関元 章門
〔天民曰先哲以滴水之器譬之上竅閉則下竅不出此理甚明故東垣使灸百會穴提其氣是開上竅數之法也〕
黃疸

皆属于肺，居五脏之上而为华盖，喜清虚而不欲窒碍。调摄失宜，或为风寒暑湿邪气相干，则肺气胀满，发而为喘，呼吸坐卧，促迫不安也。

针：中府　幽门　中脘

灸：天突

便浊

因脾胃之湿热下流，渗入膀胱，故使便溲或白或赤，而浑浊不清也。

针：中脘　石门　阴交

灸：肾俞

小便闭〔天民曰：先哲以滴水之器譬之，上窍闭则下窍不出，此理甚明。故东垣使灸百会穴提其气，是开上窍之法也〕

经曰：清阳出上窍，浊阴出下窍。故清阳不升，则浊阴不降，而成淋闭之患矣。

针：石门　关元　章门

灸：百会

黄疸

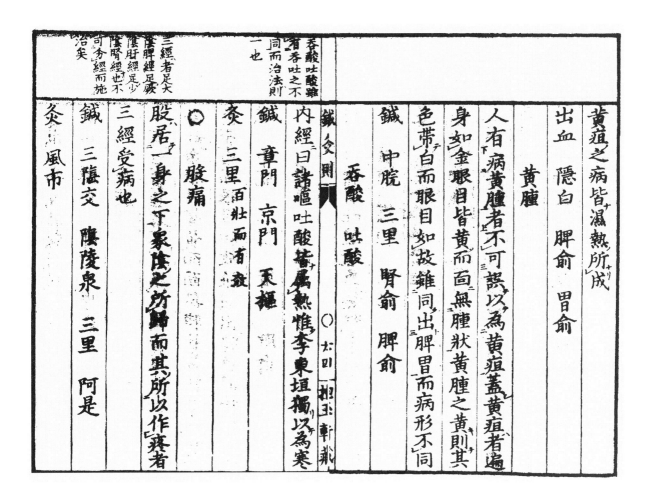

黄疸之病，皆湿热所成。

出血：隐白　脾俞　胃俞

黄肿

人有病黄肿者，不可误以为黄疸。盖黄疸者，遍身如金，眼目皆黄，而面无肿状。黄肿之黄，则其色带白，而眼目如故。虽同出脾胃，而病形不同。

针：中脘　三里　肾俞　脾俞

吞酸、吐酸 ［吞酸、吐酸，虽有吞吐之不同，而治法则一也］

《内经》曰：诸呕吐酸，皆属热。惟李东垣独以为寒。

针：章门　京门　天枢

灸：三里　*百壮而有效*

股痛 ［三经者，足太阴脾经、足厥阴肝经、足少阴肾经也，不可分经而施治矣］

股居一身之下象，阴之所归，而其所以作疼者，三经受病也。

针：三阴交　阴陵泉　三里　阿是

灸：风市

出血：委中

脊痛［肩背痛不可回顾者，痰气之所聚也］

背脊乃督脉所贯，属大肠经。其所以作疼者，乃房欲过度，不恤劳力，空虚所致。

针：肩髃　肩井　曲池

灸：肺俞　脾俞

出血：膏肓

胁痛

丹溪曰：属肝木气实，有死血，有痰流注。

针：章门　京门　阿是

灸：中府

出血：肝俞

疝气［七疝者，寒、水、筋、血、气、狐、癫①是也］

《难经》曰：任脉之为病，其内若结，男子者为七疝②。

针：天枢　腰眼　关元

灸：风市　阿是

---

① 癫：据理当作"癩"。

② 疝：原作"症"，据皇汉丛书本改。

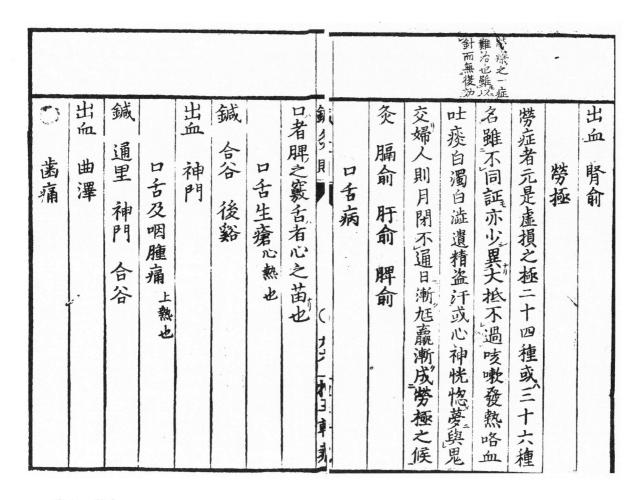

出血：肾俞

劳极 ［瘵瘵之一症，难治也，虽以针，而无复效[1]］

劳症者，元是虚损之极，二十四种或三十六种，名虽不同，证亦少异。大抵不过咳嗽发热，咯血吐痰，白浊白涩，遗精盗汗，或心神恍惚，梦与鬼交。妇人则月闭不通，日渐尪羸，渐成劳极之候。

灸：膈俞　肝俞　脾俞

口舌病

口者脾之窍，舌者心之苗也。

口舌生疮心热也

针：合谷　后溪

出血：神门

口舌及咽肿痛上热也

针：通里　神门　合谷

出血：曲泽

齿痛

---

①虽以针，而无复效：东方书局本作"虽施以针，亦无大效"。

牙齒骨之餘，腎之標也。精完則齒堅，腎衰則齒豁，虛熱則齒動。

丹溪曰：牙疼或出血，屬熱，胃中有熱，有風寒，有虫，有濕熱，實熱腫痛也。

鍼　曲池　合谷　三里

出血　合谷

齒齲　虫食齒也

鍼　翳風

齒齗痛

鍼　列缺　神門

鍼灸則一

眼目　目之失明者，四氣七情之所害多

陰陽應象論云：諸脉者，皆屬於目。又曰：目得血而能視。五藏六腑之精氣皆上注於目，而為之睛。

風眼腫痛

鍼　清明　三里　內庭

出血　頭維

肝經上壅目赤澀痛

鍼　合谷　清明

[牙齿，骨之余，肾之标也。精完则齿坚，肾衰则齿豁，虚热则齿动]

丹溪曰：牙疼或出血属热，胃中有热，有风寒，有虫，有湿热，实热肿痛也。

针：曲池　合谷　三里

出血：合谷

齿齲虫食齿也

针：翳风

齿龈痛

针：列缺　神门

眼目［目之失明者，四气七情之所害多］

《阴阳应象论》云：诸脉者，皆属于目。又曰：目得血而能视。五脏六腑之精气皆上注于目，而为之睛。

风眼肿痛

针：睛①明　三里　内庭

出血：头维

肝经上壅、目赤涩痛

针：合谷　睛明

---

①睛：原作"清"，据穴位名改。下同。

灸　肝俞

雀目　肝虚之候也

鍼　百會　少商

出血　肝俞

眼眶脹痛

出血　合谷　少商

統治一切眼疾

鍼　睛明　合谷　三里　內庭　百會　少商

少商

灸　肝俞　三里

出血　肝俞　少商　頭維　百會

咽喉

咽喉腫痛者或喉痛生瘡者或喉痛閉塞不能言語者俱是風熱痰火所致也

鍼　合谷　曲池　天突

出血　少商

灸：肝俞

雀目 肝虚之候也

针：百会　少商

出血：肝俞

眼眶胀痛

出血：合谷　少商

统治一切眼疾

针：睛明　合谷　三里　内庭　百会　少商

灸：肝俞　三里

出血：肝俞　少商　头维　百会

咽喉

咽喉肿痛者，或喉痛生疮者，或喉痛闭塞不能言语者，俱是风热痰火所致也。

针：合谷　曲池　天突

出血：少商

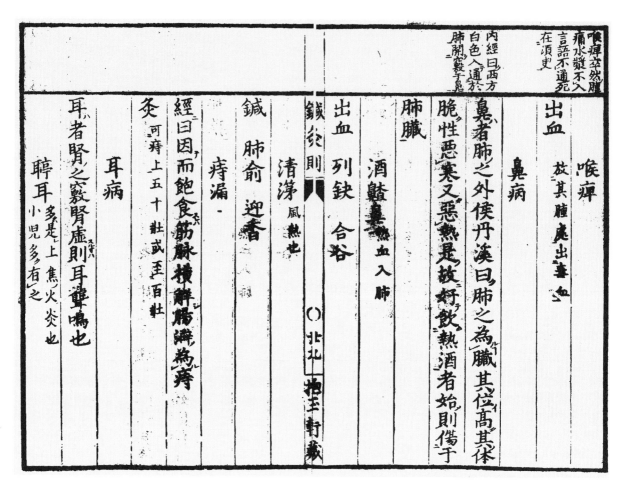

喉痹 [喉痹，卒然肿痛，水浆不入，言语不通，死在须臾]

出血：放其肿处出毒血。

鼻病 [《内经》曰：西方白色，入通于肺，开窍于鼻]

鼻者，肺之外候。丹溪曰：肺之为脏，其位高，其体脆，性恶寒，又恶热。是故好饮热酒者，始则伤于肺脏。

酒齄鼻 热血入肺

出血：列缺　合谷

清涕 风热也

针：肺俞　迎香

痔漏

经曰：因而饱食，筋脉横解，肠澼为痔。

灸：可痔上五十壮或至百壮

耳病

耳者，肾之窍。肾虚则耳聋鸣也。

聤耳 多是上焦火炎也，小儿多有之

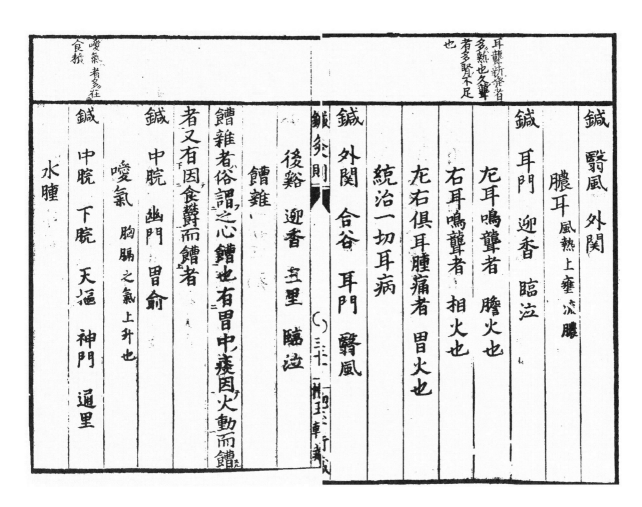

针：翳风　外关

脓耳 [耳聋新发者，多热也；久聋者，多肾不足也] 风热上壅流脓

针：耳门　迎香　临泣

左耳鸣聋者　胆火也。

右耳鸣聋者　相火也。

左右俱耳肿痛者　胃火也。

统治一切耳病

针：外关　合谷　耳门　翳风　后溪　迎香　三里　临泣

嘈杂

嘈杂者，俗谓之心嘈也。有胃中痰因火动而嘈者，又有因食郁而嘈者。

针：中脘　幽门　胃俞

嗳气 [嗳气者，多在食积] 胸膈之气上升也

针：中脘　下脘　天枢　神门　通里

水肿

水肿者，因脾虚不能运化水谷，停于三焦，注于肌肉，渗于皮肤而发肿也。

针：关元　天枢　章门　三阴交

鼓胀［鼓胀之一症，针灸难得效，须服药］

夫胀者，饮食失节，不能调养，则清气下降，浊气填满胸腹，湿热相蒸，遂成胀满。

针：中脘　石门　气海

灸：水分　三阴交五百壮

积聚

气之所积，名曰积；气之所聚，名曰聚。故积者五脏所生，聚者六腑所成也。

肝积名曰肥气，在右胁下，如覆杯

针：梁门　天枢　章门

灸：肝俞　章门

心积名曰伏梁，起脐上，大如臂

针：中脘　鸠尾

灸：膏肓

脾积 名曰肥气，在胃脘右侧，覆大如盘

针：中脘　梁门　阴郄

灸：脾俞　腰眼

肺积 名曰息奔，在右胁下大如覆杯

灸：三里　肺俞

肾积 名曰奔豚，在小腹，上至心下，若豚状

灸：肾俞　京门

统治一切积聚

阳陵泉　中脘　天枢　梁门　章门　京门　脾俞　腰眼

痞满 [大抵大便易者为虚，大便难者为实]

有气虚痞、血虚痞、食积痞、脾泄痞、痰膈痞。

针：梁门　天枢　幽门

灸：上脘

健忘 并**惊悸、怔忡**

[精神短少者，多主于痰]

有因思虑过度，劳伤心脾忘事者。

灸：关元　天枢

惊悸 属血虚火动

灸：神门　中脘

怔忡 [心胸躁动，谓之怔忡；惊悸久则成怔忡；怔忡久，则成健忘。三症虽有浅深，然皆心脾血少神亏，清气不足，痰火浊气上攻]

灸：神门　三里

淋病 气、血、石、膏、劳，谓之五淋

凡淋病属热，间亦有冷淋，多忿怒，房劳，忍小便，或酒肉，湿热下流肾、膀胱，于肝经郁结为淋。

针：天枢　关元　中脘　大敦

灸：三阴交　膀胱俞

出血：三阴交　委中

脚气 [脚气者，其初病之时不之觉，因他病始发，或奄然大闷，其症寒热，全类伤寒]

有从外感而得者，有从内伤而致者，所感虽有内外之殊，其为湿热之患则一也。

针：风市　公孙　阴陵泉　环跳

灸：隔蒜灸痛处，每二壮去蒜，再换灸。自三十壮至五十壮。可依患人之轻重也。

出血：承山

痛风 ［古[1]之痛痹者，即今之痛风也，诸方书又谓之白虎历节风］

丹溪曰：因湿痰浊血流注为病。

针：百会　环跳　风池

出血：三阴交　膏肓

关格

关格者，升降不通，饮食不下，此因气之横格也，乃是痰格中焦。

针：中脘　鸠尾

出血：少商　大敦

臂痛

臂痛者，因湿痰横行经络也。

针：肩井　合谷　肩髃　曲池

灸：阿是

---

①古：原作"右"，据皇汉丛书本改。

麻是氣虛，木是濕痰，分為二。雖然亦有氣血俱虛，但麻而不木者，亦有虛而感濕

鍼 肩井 風池 肩髃

灸 膏肓

出血 肺俞

鍼 公孫 三里 陽陵泉

灸 阿是

有痰有濕有血虛有腳氣

足痛

鍼於曲池

手痛

灸 阿是 商陽

鍼 曲池 合谷 神門 通里

有濕痰有血虛

麻木

灸 阿是 商陽

麻木

丹溪曰十指麻木是胃中有濕痰死血

渾身麻木

鍼 環跳 陽陵泉 肩髃 三里

肩痛痰湿为主

针：肩井　风池　肩髃

灸：膏肓

出血：肺俞

足痛

有痰，有湿，有血虚，有脚气。

针：公孙　三里　阳陵泉

灸：阿是

手痛

有湿痰，有血虚。

针：曲池　合谷　神门　通里

灸：阿是　商阳

麻木〔麻是气虚，木是湿痰，分为二。虽然亦有气血俱虚，但麻而不木者，亦有虚而感湿，麻木兼作者〕

丹溪曰：十指麻木，是胃中有湿痰死血。

浑身麻木

针：环跳　阳陵泉　肩髃　三里

湿麻木兼作者上 (header)

百會 曲池 合谷 肩井
出血 合谷 百會
手麻木
鍼 外關 曲池
出血 曲澤
足麻木
鍼 三里 環跳 風市
出血 隱白
鍼灸則二
自汗 [原病式曰心熱則出汗]
丹溪曰自汗者屬氣虛亦屬濕與熱
鍼 列缺 少商 太敦 湧泉
盗汗
丹溪曰盗汗屬血與陰虛
灸 氣海 腎俞
癇証
丹溪曰癇症者大率屬痰與熱

百会　曲池　合谷　肩井

　出血：合谷　百会

手麻木

　针：外关　曲池

　出血：曲泽

足麻木

　针：三里　环跳　风市

　出血：隐白

自汗 [《原病式》曰：心热则汗出]

　丹溪曰：自汗者属气虚，亦属湿与热。

　针：列缺　少商　大敦　涌泉

盗汗

　丹溪曰：盗汗属血与阴虚。

　灸：气海　肾俞

痫证

　丹溪曰：痫症者，大率属痰与热。

鍼 中脘　鳩尾　公孫

灸 太敦

癲狂

大率多因痰結於心胷間所致也

鍼 風池　中脘　鳩尾　膏肓　肺俞

灸 百會　神門　上脘　曲池

邪祟

天民曰病有心虛驚惕如醉如痴如為邪鬼所附或陽明內實以致登高而歌棄衣而走皆痰火之所為實非妖邪祟之所迷

灸 太敦　三里

出血 委中　少商

脫肛

脫肛者肛門翻出虛寒脫出也

灸 腰眼　腎俞　脾俞　自二百壯至五百壯

针：中脘　鸠尾　公孙

灸：大敦

癫狂

大率多因痰结于心胸间所致也。

针：风池　中脘　鸠尾　膏肓　肺俞

灸：百会　神门　上脘　曲池

邪祟

天民曰：病有心虚惊惕，如醉如痴，如为邪鬼所附，或阳明内实，以致登高而歌、弃衣而走，皆痰火之所为，实非妖邪祟之所迷。

灸：大敦　三里

出血：委中　少商

脱肛

脱肛者，肛门翻出，虚寒脱出也。

灸：腰眼　肾俞　脾俞　自二百壮至五百壮

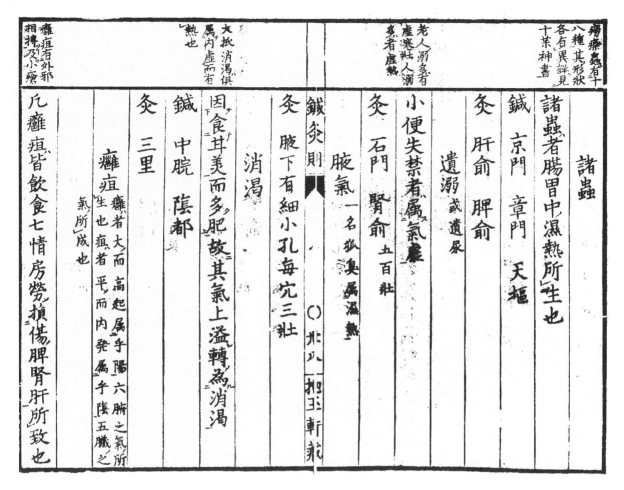

诸虫［痨瘵虫有十八种，其形状各有异，详见《十药神书》］

诸虫者，肠胃中湿热所生也。

针：京门　章门　天枢

灸：肝俞　脾俞

遗溺或遗尿［老人溺多有虚寒，壮人溺多者虚热］

小便失禁者属气虚。

灸：石门　肾俞　五百壮

腋气一名狐臭，属湿热

灸：腋下有细小孔，每穴三壮

消渴［大抵消渴俱属内虚而有热也］

因食甘美而多肥，故其气上溢转为消渴。

针：中脘　阴都

灸：三里

痈疽　痈者，大而高起，属乎阳，六腑之气所生也；疽者，平而内发，属乎阴，五脏之气所成也

凡痈疽，皆饮食、七情、房劳，损伤脾、肾、肝所致也。

［痈疽有外邪相搏及小疮

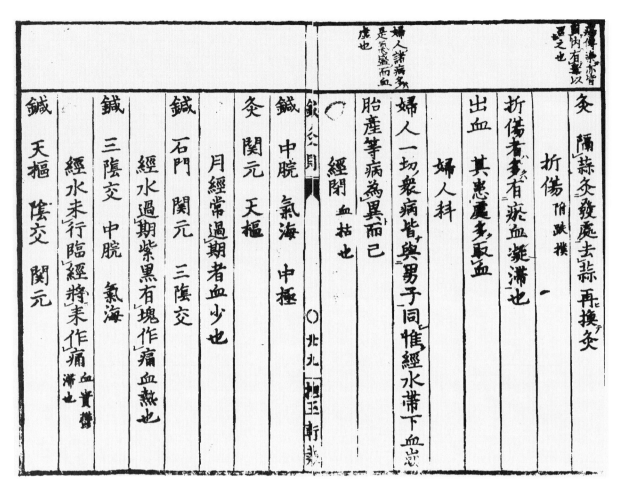

病传染，亦皆因内有毒以召之也〕

灸：隔蒜灸发处，去蒜再换灸。

折伤附跌扑

折伤者，多有瘀血凝滞也。

出血：其患处多取血。

妇人科〔妇人诸病，多是气盛而血虚也〕

妇人一切众病皆与男子同，惟经水、带下、血崩、胎产等病为异而已。

经闭血枯也

针：中脘　气海　中极

灸：开元　天枢

月经常过期者血少也

针：石门　关元　三阴交

经水过期，紫黑有块作痛血热也

针：三阴交　中脘　气海

经水未行，临经将来作痛血实郁滞也

针：天枢　阴交　关元

經水行後而作痛<small>血俱虛也</small>
鍼 三陰交 関元

經水欲行臍腰絞痛<small>血滞也</small>
鍼 氣海 陰交 太敦

統治一切經水諸病主穴
三陰交 関元 石門 陰交 中極 氣海 中脘 太敦 天摳 三里 神闕 合谷

鍼灸則 難産 〇四一 柚三軒校

難産之婦皆是産前恣欲所致非獨難産且産後諸疾皆由是而生
鍼 三陰交 合谷 石門 関元

産後血暈不識人
鍼 三陰交 関元 中極
灸 三里 太敦

産後手足厥逆

刺合谷三陰交而墮胎之說恐不可信

经水行后而作痛<small>血俱虚也</small>

针：三阴交　关元

经水欲行脐腹绞痛<small>血滞也</small>

针：气海　阴交　大敦

统治一切经水诸病主穴

三阴交　关元　石门　阴交　中极　气海　中脘　大敦　天枢　三里　神阙　合谷

难产［刺合谷、三阴交而堕胎之说不可信］

难产之妇，皆是产前恣欲所致，非独难产，且产后诸疾皆由是而生。

针：三阴交　合谷　石门　关元

产后血晕不识人

针：三阴交　关元　中极

灸：三里　大敦

产后手足厥逆

灸：肩井七壯有極效

胞衣不下〔肩井穴不可深刺，刺之亦須刺足三里〕

針：氣海　石門　陰交　肩井

灸：肩井　中極

橫產

針：三陰交　腎俞　合谷

橫產手先出產門，手出，以細針可刺掌中。

逆產足先出

針：關元　石門　三陰交

灸：右足小指尖三壯，立產。炷如小麥大。

懷妊

灸：胃俞　腰眼至出產則安

產後腹痛瘀血也

針：石門　關元

血崩血行淋瀝不止若山崩

針：氣海　天樞　三陰交　大敦

乳肿痛

灸：临泣

出血：膏肓

血块

针：气海　三阴交　三里　丹田　阿是

出血：委中

带下 ［肥人带下多是湿痰，瘦人少有此病，有者，足热也］

丹溪曰：胃中痰积流下，渗入膀胱，当升之。无人知此。

针：肝俞　三阴交　气海

灸：天枢　关元

小儿科

凡小儿诸病，亦与大人无异，唯惊风、疳积、痘疹为异。

急惊 急惊属肝，风邪痰热，有余之症也钱仲阳曰：
者实热慢者
虚热

鍼 中脘 鳩尾 百會 湧泉

灸 章門

慢惊 属脾中氣虚損不足之病也

灸 章門 神闕

鍼 中脘 鳩尾

灸 章門 神闕

虞搏曰内經云數食肥令内熱數食甘令人中
滿盖其病因肥甘所致故命名曰疳

疳疾

出血 膈俞 胃俞 肾俞

灸 肝俞 脾俞 胃俞 章門

鍼灸則

出血 膈俞 胃俞 肾俞

灸 肝俞 脾俞 章門

疳疾癖疾之
二症肝俞膈
俞脾俞胃俞
及至身柱腰
眼而出血治
之無不有效
焉攝州中野
村之一醫行
此法最有經
驗矣俗稱中
野之一本鍼
焉

癖疾

钱仲阳云癖塊者僻於兩脇痞結者否於中脘
此因乳哺失調飲食停滯邪氣相搏而成或乳
母六淫七情所致也

出血 肝俞 脾俞 肾俞

丹毒 丹毒者火行於外也

［钱仲阳曰：急者实热，慢者虚热］

针：中脘 鸠尾 百会 涌泉

灸：章门

慢惊 属脾，中气虚损不足之病也

灸：章门 神阙

疳疾 ［疳疾、癖疾之二症，肝俞、膈俞、脾俞、胃俞，及至身柱、腰眼而出血治之，无不有效焉。摄州中野村之一医行此法，最有经验矣。俗称中野之一本针焉］

虞抟曰：《内经》云：数食肥令内热，数食甘令人中满。盖其病因肥甘所致，故命名曰疳。

针：中脘 鸠尾

灸：肝俞 脾俞 胃俞 章门

出血：膈俞 胃俞 肾俞

癖疾

钱仲阳云：癖块者，僻于两胁；痞结者，否于中脘。此因乳哺失调，饮食停滞，邪气相搏而成，或乳母六淫七情所致也。

出血：肝俞 脾俞 肾俞

丹毒 丹毒者，火行于外也

出血：委中　膈俞

吐泻

小儿之吐泻，皆乳食过度，传化失常，益食郁则成热，热郁则成酸，而成吐成泻，此必然之理也。

针：关元　天枢　鸠尾

腹胀 有虚实，须察

灸：章门

腹痛 多是饮食所伤也

针：中脘　章门　关元

夜啼 ［有欲饮乳，到口便啼，身额皆热者，看其口，若无疮，必喉舌肿痛啼也］ 钱氏曰：小儿夜啼者，脾脏冷而痛也

灸：脾俞

重舌 乃小儿舌下生舌也

出血：有舌下紫脉，刺之出恶血

痘疮 ［痘疮者往昔未有，魏以来耳，举朝圣武天皇之世始流行］

物生时含胎血咽下，至肾经发痘也，或曰父母肆欲，火毒遗于精血之间，生儿发痘。

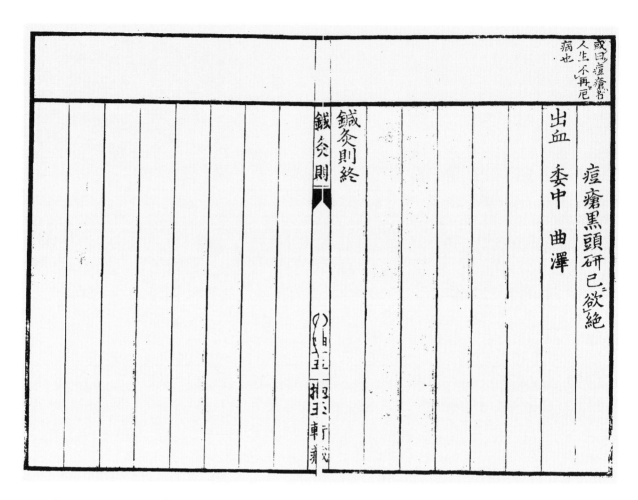

痘疮黑头研已欲绝　［或曰：痘疮者，人生不再厄病也］

出血：委中　曲泽

针灸则终

一舊說禁鍼穴二十二穴禁灸穴四十五穴最其

刺合谷而孕婦墮胎或灸石門則女子終身無妊

娠灸瘂門而成瘂刺鳩尾則死之說予是疑一人

患頭痛其痛引腦不可忍至瘂門之穴灸五壯頓

治又中暑腹痛已欲絕則刺鳩尾之一穴而作吐

即瘳孕婦麻木刺合谷之二穴而愈灸其他所

謂禁穴亦未嘗見其害反得奇效者不可舉數

馬然則其為妄誕可不辨而知矣於予一家門流

謂周身皆禁穴也何者雖至刺如中脘上脘之穴

不能手指法則或聚成塊或腫痛或出血不可忍

或發驚或成眩暈或鍼斷肉中或鍼刺不拔何唯

所謂禁穴哉但依病症鍼刺有法非入門同道則

難共論焉

一厥症頓死者和醫稱氣付鍼者即大鍼也用之

刺百會人中湯泉足三里而不甦則或灸神闕隱

〇四十六 抱玉斬哉

鍼灸則

附录

〇旧说禁针穴二十二穴，禁灸穴四十五穴。最其①刺合谷而孕妇堕胎，或灸石门则女子终身无妊娠，灸哑门而成哑，刺鸠尾则死之说，予是疑②。一人患头痛，其痛引脑，不可忍，至哑门之穴灸五壮，顿治。又中暑腹痛已欲绝，则刺鸠尾之一穴而作吐，即瘳。孕妇麻木，刺合谷之二穴而愈。灸其他所谓禁穴，亦未尝见其害，反得奇效者，不可举数焉。然则其为妄诞，可不辨而知矣。于予一家门流③，谓周身皆禁穴也。何者？虽至刺如中脘、上脘之穴，不能手指法，则或聚成块，或肿痛，或出血不可忍，或发惊，或成眩晕，或针断肉中，或针刺不拔。何唯所谓禁穴哉④？但依病症，针刺有法，非入门同道，则难共论焉。

〇厥症顿死者，和医称气付针者，即大针也。用之刺百会、人中、涌泉、足三里而不苏，则或灸神阙、隐

①最其：东方书局本作"撮其要"，义长。
②予是疑：东方书局本作"予甚疑之"，可参。
③于予一家门流：皇汉丛书本作"窃以为对症而治，无所谓禁穴，治不对症，或治不得法"。
④何唯所谓禁穴哉：皇汉丛书本作"不禁而成禁穴矣"。

白者二三壮。然周身不动摇，则措手待死？鸣呼，可悲哉。于予门流，一切顿死者，以毫针先刺鸠尾、中脘、上脘、梁门、关元、气海，而后以大针刺百会、三里、膏肓、涌泉而有效。灸神阙则至百壮，何限以二三壮。

○刺针之后，肿痛不可忍者，邪气聚其处而作患耳。只不能手法则如此，若欲治之，则当刺其所肿痛之经穴，极有效。

○倭俗有言：日肿病，其症时眼昏而殆将绝，是当尸厥，疔肿生口鼻边而如此。灸温溜之二穴而有效。凡疔肿，灸艾宜大，若不知热，则宜及知热。[四国之民间有称一疮者，其病周身生一疮，暴眼昏而死。有须臾之间，至此时灸温溜穴边而果治云，疑是疔疮也]

○补泻迎随者，针家之所重也。虽多论说，刺而驱贼邪，去癥癖，则泻也；驱去邪气，正气回复，即补也。必竟补泻迎随者，在手指而别无余义①，或有泻而无补，或有补而有泻，或泻其子补其母之说，一切吾所不取也。

○风眼至出膜，则手中指本节尖灸五壮，左眼灸

---

①在手指而别无余义：皇汉丛书本作"全在手法，并无别解"。

右，右眼灸左。

○臁疮不愈，则夏至土用中灸三阴交里者七壮，则再不发，至二十壮或三十壮亦可也。

○下疳疮，三阴交之二穴，可大出血，肿物正中灸三壮，极有效。

○小儿慢脾风，目直视，手足瘅，口吐沫，则章门二穴灸五壮，或至十壮，有经验。

○痧胀之一症，委中二穴可出血。此症海边民间为①多，当用意分辨。

○五积气块血瘕，当灸膈俞、肝俞、大敦、照海，随病轻重而自百壮至千壮。

○下血，当灸命门之一穴。命门在十四椎下，所对脐是也。令患人平身垂手，正立于木石之上，目无斜视，身无偏倚，去上衣服，用直杖子从地比至脐中央，截断，却回杖子于背上，当脊骨中杖尽处，即是命门穴也。〔命门之灸，治淋疾、腰腹痛，或治疝气脚气，无不取效矣。〕

---

① 为：原作"间"，据东方书局本改。

鍼灸則終

惧哉

鍼灸則

須更之間宜速治之若泥於禁忌倫於鬼神豈不

血忌之類一切不可拘若夫急難之際卒暴之疾死在

人神所在男忌除女忌破男忌戌女忌巳又所謂血忌

一舊說欲用鍼灸必先知其人行年宜忌尻神及

而增損之

六分灸二壯更無餘論故後人不準惟以病之重輕

法有百壯大十壯小諸論亦然惟明堂本經多云鍼入

老少衰弱可減半扁鵲灸法有至五百壯千壯曹氏從

一千金云凡言壯數者若丁壯病根深篤可倍於方數

○《千金》云：凡言壮数者，若丁壮，病根深笃，可倍于方数；老少衰弱，可减半。扁鹊灸法有至五百壮、千壮，曹氏从法有百壮大、十壮小，诸论亦然。惟《明堂本经》多云针入六分，灸二壮，更无余论。故后人不准，惟以病之重轻而增损之。

○旧说：欲用针灸，必先知其人行年、宜忌、尻神及人神所在。男忌除，女忌破，男忌戌，女忌巳。又所谓血支、血忌之类，一切不可拘。若夫急难之际，卒暴之疾，死在须臾之间，宜速治之。若泥于禁忌，伦于鬼神，岂不误哉。

针灸则终

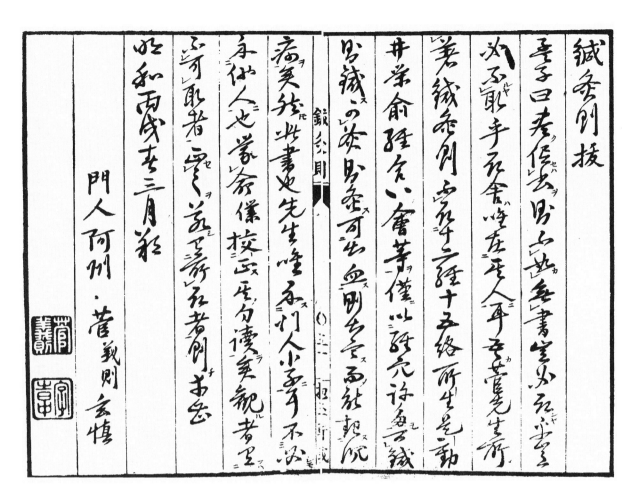

针灸则跋

　　孟子曰：尽信书则不如无书。岂必取乎，岂必不取乎？取舍惟在其人耳。吾菅先生所著《针灸则》，不取十二经、十五络、所生、是动、井荥俞经合、八会等，仅以经穴许多，可针则针，可灸则灸，可出血则出血，而能起沉疴矣。然此书也，先生唯示门人小子耳，不必示他人也。蒙命仆校正其句读矣。观者有不可取者正之，若有所取者，则幸甚①。

　　　　　　　　　　　　　　　　　　　　明和丙戌春三月敬

　　　　　　　　　　　　　　　　　　　　门人阿州　菅义则　玄慎

----

①观者有不可取者正之，若有所取者，则幸甚：东方书局本作"读者在不可取者正之，若有所取者，则学之云尔。属校句读，辄书数言于卷末"；皇汉丛书本作"读此书者，如实验有征而觉可取者，发表示众，以供采用，则为幸甚"。

图书在版编目（CIP）数据

中国针灸大成. 临证卷. 针灸捷径 ；针灸则 / 石学敏总主编 ；王旭东，陈丽云，梁尚华执行主编. — 长沙 :湖南科学技术出版社，2020.12
ISBN 978-7-5710-0810-9

Ⅰ. ①中… Ⅱ. ①石… ②王… ③陈… ④梁… Ⅲ. ①《针灸大成》②针灸疗法－中国－古代 Ⅳ. ①R245

中国版本图书馆 CIP 数据核字 (2020) 第 205114 号

中国针灸大成 临证卷
ZHENJIU JIEJING ZHENJIUZE
针灸捷径　针灸则
总 主 编：石学敏
执行主编：王旭东 陈丽云 梁尚华
责任编辑：李　忠 姜　岚
出版发行：湖南科学技术出版社
社　　址：长沙市湘雅路 276 号
网　　址：http://www.hnstp.com
湖南科学技术出版社天猫旗舰店网址：
　　　　　http://hnkjcbs.tmall.com
邮购联系：本社销售部 0731-84375808
印　　刷：湖南凌宇纸品有限公司
　　　　　（印装质量问题请直接与本厂联系）
厂　　址：长沙市长沙县黄花镇黄花工业园
邮　　编：410137
版　　次：2020 年 12 月第 1 版
印　　次：2020 年 12 月第 1 次印刷
开　　本：889mm×1194mm　1/16
印　　张：18.25
字　　数：435 千字
书　　号：ISBN 978-7-5710-0810-9
定　　价：182.50 元